新思維・新體驗・新視野　　**SC** PUBLICATION　　新喜悅・新智慧・新生活

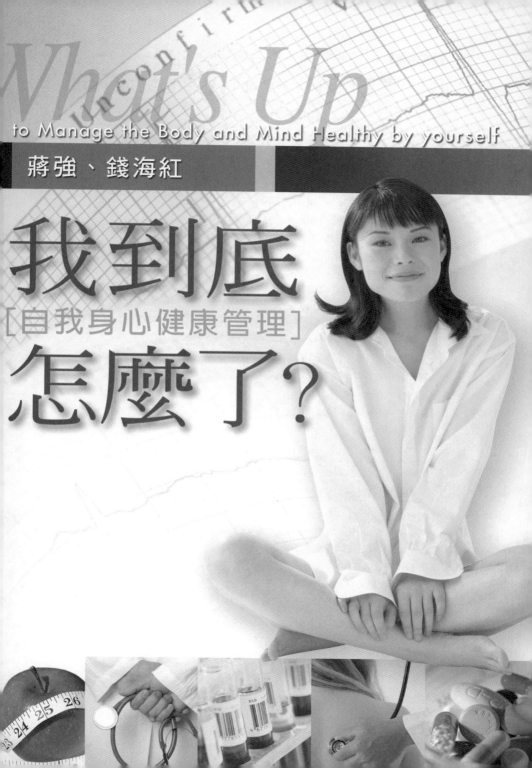

What's Up

to Manage the Body and Mind Healthy by yourself

蔣強、錢海紅

我到底

[自我身心健康管理]

怎麼了？

我到底怎麼了？— 自我身心健康管理

作　　　者：蔣強、錢海紅
出　版　者：生智文化事業有限公司
發　行　人：宋宏智
企劃主編：林淑雯
文字編輯：王佩馨
版面構成：引線視覺設計有限公司
封面設計：上藝視覺設計工作室
印　　　務：許鈞棋
登　記　證：局版北市業字第677號
地　　　址：台北市新生南路三段88號5樓之6
電　　　話：（02）23660309　　傳　真：（02）23660310
網　　　址：http://www.ycrc.com.tw
讀者服務信箱：service@ycrc.com.tw
郵撥帳號：19735365　　戶　名：葉忠賢
印　　　刷：大象彩色印刷製版股份有限公司
法律顧問：北辰著作權事務所　蕭雄淋律師
初版一刷：2005年10月　　定　價：新台幣250元
I S B N：957-818-760-2

國家圖書館出版品預行編目資料

我到底怎麼了？自我身心健康管理/蔣強、錢海紅著
--初版--. --台北市：生智, 2005〔民94〕
面：　公分. --（元氣系列）
ISBN 957-818-760-2（平裝）
1.健康檢查　　2. 心理測驗
415.21　　　　　　　　　　　　94018662

總　經　銷：揚智文化事業股份有限公司
地　　　址：台北市新生南路三段88號5樓之6
電　　　話：（02）23660309
傳　　　真：（02）23660310

※本書如有缺頁、破損、裝訂錯誤，請寄回更換

目錄 INDEX

我到底怎麼了？ 自我身心健康管理

7

目錄 CONTENTS

Part2 心理健康 097

CONTENTS 目錄

附錄：常用的心理健康檢查問卷 214

參考文獻 255

目錄 INDEX

我到底怎麼了？ 自我身心健康管理

9

目錄 CONTENTS

對自己的身心健康負責

　　隨著社會的發展，人們對健康的認識產生了巨大的變化。現在，健康模式已由生物學模式演變為生物—心理—社會模式，人們的健康觀念也有了變化。世界衛生組織（WHO）1989年提出：健康不僅是沒有疾病，而且包括身體健康、心理健康、社會適應良好和道德健康。

世界衛生組織定義的10條健康標準是：

　　◎精力充沛，能從容不迫地應付日常生活和工作壓力，而不感到過分緊張。

　　◎態度積極，樂於承擔責任，對大小事情都不挑剔。

　　◎充分休息，睡眠品質良好。

　　◎應變能力強，能適應外界環境的各種變化。

　　◎能抵抗一般性的感冒和傳染病。

　　◎體重適中，身材勻稱，站立時，頭、肩、臂的位置協調。

　　◎反應敏銳，眼睛明亮，眼瞼無發炎。

　　◎牙齒清潔、無空洞、無痛感、無出血現象，齒齦顏色正常。

　　◎無頭皮屑、頭髮有光澤。

　　◎步履輕鬆，肌肉和皮膚富有彈性。

在現代社會中，由於尖端技術在生產和生活中的廣泛應用，以及全球經濟一體化的發展，工作、生活節奏的加快，個人及家庭的生活環境都發生了巨大的變化，人們也面臨著日益激烈的競爭壓力，各種身心疾病日益困擾著現代人。此外，由於現代人對自身生活素質的要求，對於自己的健康問題也日益重視，對於健康的需求也在不斷地增長。這種需求，不光是對於醫院服務、醫藥產品等，更重要的是，人們強烈地意識到，健康需要自己來維護，人們更加渴求掌握健康知識，了解自己的健康狀況。

健康已成為人們普遍關注的問題，但還有許多人，特別是中年人與青年人，往往在失去健康時才「臨時抱佛腳」，真正對「健康」做一些關心。以「健康檢查」而言，許多人都抱著可有可無的態度，而有些人對「健檢」懷有很深的恐懼，認為「疾病越檢越多」，能躲則躲。事實上，這對自己的健康是非常不利的。

病真的越檢越多嗎？其實，許多疾病都有一個潛伏期，而這段時期正是治療的最好時機，如果能在平時的健康檢查中檢查出來，對疾病的控制、患者的身體恢復、費用的節約都是很好的事情。此外，就已知的疾病而言，只有堅持常規的檢查，才能了解病情的變化，合理用藥。所以健康檢查有兩大好處：一是「防患於未然」，二是「掌控病情的發展」。

在醫院，許多患者常常拿著各種檢驗報告單，卻不了解報告的內容，只能焦急地向醫生詢問每一個細節。其實，對檢驗報告的內容有所了解對患者而言也是一件很重要的事情，特別在發生重大病情時，說不定這些知識能挽救生命。健康檢查的知識對於日常保健同樣是非常重要的。

基於以上的一些看法，我們將本書的框架定義在身體、心理檢查兩個部分。第一部分是「身體健康檢查篇」，主要介紹了身體檢查的常識問題、常規檢查的內容、檢查的時間、常規健康檢查的主要專案、相關疾病應該選用的檢查專案、特殊健康檢查專案、身體健康的指標、一些常見疾病的訊號表徵以及如何觀察自己的身體疾病

訊號等內容。第二部分是「心理健康檢查篇」，介紹了常用的心理健康的標準、檢查方法、亞健康問題、現代人的心理危機及其應對方法、影響人們心理健康的因素、心理治療的方法、健康自助的方法等內容，此外還介紹了心理健康量表的應用等問題，並在最後附上了測查心理健康的問卷。我們希望讀者能夠透過本書了解到健康檢查的內涵以及重要意義，並能為讀者提供一些可供參考的健康檢查知識，如果讀者透過閱讀本書，把自己的健康「檢」起來了，是對我們莫大的鼓勵。

　　本書第一部分由錢海紅執筆；第二部分由蔣強、趙國軍和崔詣晨執筆，最後由蔣強統稿完成。

　　在本書的編寫和出版過程中，我得到恩師萬明鋼教授和周愛保教授的指點，在此我們一併表示謝意。

　　由於作者學識有限，本書如有遺漏之處，歡迎讀者指正。

蔣　　強
錢海紅

PART 1

身

體健康檢查篇

根據上海瑞金醫院提供的資料顯示，百分之三十以上的人經由健康檢查發現平時「無症狀」的高血壓、糖尿病，百分之五十以上的人驗出血脂肪偏高，現在你還敢說你沒病沒痛，所以不需要做健康檢查嗎？

Chapter1 健康檢查不容忽視

　　將健康比喻作數字「1」，其他如：權力、地位、金錢、知識、榮譽等等，每一項都是一個「0」，只有「1」存在時，「0」越多才代表你擁有的越多。如果「1」沒有了，不管你有多少個「0」也就都毫無意義了。這個比喻很有哲理性，提醒人們健康是多麼的重要。

　　如果把人的身體比喻成一台機器，健康檢查則是及時發現機器故障的「雷達」。人體疾病並非是突然產生的，而是在不知不覺中逐漸累積的。所謂「積勞成疾」在現代都市人中特別多，尤其是年輕人仗著自己身體底子好、健康強壯，往往工作起來不要命，玩起來也不節制，形成了「睡一覺就會精力充沛」的思維模式，久而久之，終於積勞成疾，釀成憾事。這也是中年人猝死的重要原因之一。

　　健康體檢不容忽視。根據上海瑞金醫院提供的資料顯示，在健康檢查中，平時無症狀的高血壓、糖尿病、膽結石、腎囊腫、甲狀腺疾病的驗出率高達30%以上，僅血脂肪、血黏度偏高者就超過體檢人數的一半，參加體檢的人所有檢查結果正常的比例極低，早期腫瘤的檢出者也時有耳聞。

　　醫學專家認為健康檢查的妙用和重要性在於「防患未然」和「

掌控病情」，並開了一張「清單」請關心自己和家人健康的人仔細閱讀，請記住：「健康是本錢」。為了健康，時時提醒自己做健康檢查。

健康檢查能發現無症狀的重大疾病

這些疾病平時大都看不出症狀使得患者本人不知情，因此也沒有接受任何治療，一旦病情惡化，後果卻極其嚴重。

◎**高血脂症**

發病時膽固醇和（或）三酸甘油脂升高，大量脂類沈積在血管壁上，造成動脈粥樣硬化，而動脈硬化是高血壓病、狹心症和腦血管病（腦溢血和腦梗塞等）的病因。因此病人無自覺症狀，升高的血脂就像看不見的蛀蟲，悄無聲息地吞噬著人們的健康。

◎**隱性狹心症**

雖無臨床症狀，但可能突然發病，甚至會發生無痛性急性心肌梗塞而猝死的惡果。

◎**適應性高血壓**

指身體已能適應長期升高的血壓，臨床上有收縮壓高達200公分汞柱以上而無不適感的病人，此種病人極易發生心腦血管病。

◎**脂肪肝**

半數無症狀，但可能伴有肝功能障礙和肝組織受損。

◎**肝血管瘤和肝、腎囊腫**

上述疾病80%的病人無症狀，但當外力撞擊病變局部時，可能發生瘤體或囊腫破裂，導致急性腹膜炎而危及生命。

◎**靜止型膽結石症**

此型膽結石因無症狀而不受重視，但可能因結石長期刺激膽囊壁而誘發膽囊癌，或進入老年期膽絞疼才發作，患者常因身體衰弱而不能手術，致造成不良後果。

◎**結腸或膽囊息肉**

如患的是腺瘤樣息肉，則易發生惡變。

◎**早期子宮頸癌**

無症狀，但子宮頸抹片可發現異常細胞。

◎**早期乳腺癌**

無感覺，可觸及境界不清的硬性腫塊。

◎**糖尿病**

常發現有的病人雖然沒有「三多一少」（吃的多、喝的多、尿的多，體重減輕）典型症狀，但一測血糖便可確認有無患病。

健康檢查能了解原有疾病的變化情況

有些人原本患有某種疾病，自己也知道，但不知道病況如何，疾病是減輕了、加重了、還是保持平穩狀態。舉例而言，如膽結石、膽囊息肉等，病變經過β超音波檢查，就可知道和上次體檢相比，是增大了，還是沒變化，了解病情可為進一步處理提供依據。透過健康檢查，對發現的無症狀疾病（或新疾病），可採取相應的治療，以免病情惡化；對原有的疾病了解病情，如果病情加重，可採取針對性治療，如果病情穩定，可繼續動態觀察。所有這些，都只有經過健康檢查才能做到。

常規體檢做啥？

健康檢查的方法有很多種，最普遍的也為人們首選的就是去醫院做健康體檢，因為人們認為它比較準確，但你知道常規體檢都檢查些什麼內容嗎？

一般而言，常規健康檢查的專案有：

a. 腦電圖、心電圖。

b. 頸椎和胸部的X光檢查、腹部超音波。

c. 血糖、血清蛋白、凝血功能、血尿素氮和肌酸酐、血電解質、 血紅素和血清鐵。

d. 腫瘤的同位素檢測。

透過這些常規專案的檢查，不僅可以發現糖尿病、狹心症、高血脂症、頸椎病、慢性支氣管炎，還可以發現脂肪肝、膽結石、肝硬化、胰腺癌。心電圖還可以發現心肌肥厚、傳導阻滯、心律失常等異常症狀。

體檢時，腫瘤指標的同位素測定也是十分重要，比如甲型胎兒蛋白（AFP）是肝癌的特異性檢查方法，有明顯的早期診斷價值；癌胚抗原（CEA）的檢查，對肺、消化道、乳腺的惡性腫瘤也有一定診斷價值；結腸癌簡便可行的檢查方法是大便潛血。老年女性還要注意子宮頸癌、卵巢癌等，這些疾病在早期沒有明顯症狀，所以更有必要定期進行健康檢查，做到早期發現、早期診斷、早期治療。若按照檢查科別為序，一般體檢包括以下內容：

內科

約50%的心臟病透過詢問病史及體檢即可發現。

a. 以往患病情況、家族及過敏史。

b. 血壓、心律。

c. 檢查心臟有無病理性雜音、肺部有無乾濕雜音等。

d. 檢查肝脾大小，有無壓痛或腫塊。

外科

a. 脊椎骨骼有無畸形。

b. 表淺淋巴結有無腫大。

c. 女性要檢查乳腺有無腫塊，男性要進行肛診，看看前列腺有無增生或前列腺癌。

婦科

女性要至婦科了解有無子宮頸癌，並進行子宮抹片檢查。

耳鼻喉科及眼科

　　a. 檢查鼻、咽、喉有無癌變。

　　b. 視力及眼底，有無白內障及青光眼等。

特殊檢查

這些檢查對了解心臟情況、肺部有無結核、腫瘤以及肝、膽、脾的情況有重要意義。

　　a. 心電圖。

　　b. 胸腔X光片。

　　c. 腹部 β 超音波。

化驗檢查

　　a. 尿液糞便常規檢查。

　　b. 血液常規檢查（血糖、血脂等）。

　　c. 肝、腎功能。

　　d. 根據需要也可以做防癌普通檢查。

某醫院健康檢查表範例

姓名		性別		出生年月日		婚姻狀況	
過去病例						照片	
是否有傳染病史							

檢查項目	外科	身高		體重		皮膚		醫師意見：
		淋巴		面部		脊椎		
		四肢		頸部		關節		
		其他						簽名
	內科	血壓				脈搏		醫師意見：
		心臟						
		呼吸系統						
		神經系統						
		腹部器官						簽名
		肝功能及B肝表面抗原檢驗結果						醫師意見：
		肝功能檢驗(A.L.T) B肝表面抗原(HBsAg)						
		心理健康						簽名

胸部X光	
化驗	
結論	醫師簽名

Part 1

健康檢查不容忽視 Chapter One

何時健康檢查最好？

　　人體器官在不同年齡患病機會也不同，如果能在早期發現、早期治療，效果通常會好得多。健康專家為此列出各器官進行健康檢查的起始年齡和頻率。

◎**牙齒檢查**：從1歲起，每年至少做一次檢查。

◎**視力檢查**：3歲起做第一次視力檢查，以後視情況3～5年檢查一次。

◎**血壓檢查**：到10歲應該做第一次檢查，以後至少每2年檢查一次。

◎**子宮頸抹片檢查**：女性18歲時做第一次子宮頸抹片檢查，以後1~3年檢查一次。在連續3次獲得陰性結果後，檢查間期可延長。

◎**膽固醇檢查**：20歲時做第一次檢查，以後每5年做一次。

◎**乳房檢查**：女性40歲時，由醫生指導做第一次乳房檢查。

◎**前列腺檢查**：男性50歲時做第一次檢查，也可提前做檢查。

◎**乳房造影檢查**：女性50歲時做第一次檢查，也可提前做檢查。

◎**直腸鏡檢查**：50歲後開始做第一次檢查，以後3～5年檢查一次。

常規健康檢查專案的目的

　　常規的健康檢查專案是「品目繁多」的，在你決定做健康檢查前，不妨先仔細了解一下每項健康檢查專案檢查的目的，好讓自己「心中有數」。

◎**基本物理檢查**：包括血壓、脈搏、心律、皮膚黏膜、淋巴結、甲狀腺、胸部呼吸系統、心血管系統、腹部及消化系統、四肢及關節、神經系統、乳房檢查等。

◎**眼科檢查**：主要檢查視力、視網膜病變與否。

◎**婦科檢查**：主要檢測有否陰道感染、子宮頸糜爛、子宮頸息肉、子宮頸炎、子宮肌瘤、以及子宮頸癌篩選。

◎**血液常規檢查**：檢查有否貧血、白血病、細菌性感染、血型等。

◎**血液生化檢查**：包括肝功能、腎臟功能、肝炎、尿毒症、脂肪代謝異常、血中尿酸過高、血糖等檢查。

◎**血液免疫學檢查**：包含B型肝炎表面抗原、C型肝炎、肝炎全套檢查。

◎**血清檢查**：主要用於腫瘤特異因數、腫瘤的早期發現。

◎**尿液檢查**：主要是泌尿道感染、血尿、尿蛋白的檢測。

◎**心電圖檢查**：檢查有否患有心臟肥大、心律不整、心絞痛、心肌梗塞、心肌供血不足、心肌損害等。

◎**胸部X光檢查**：主要檢測有否心臟擴大、支氣管擴大、肺氣腫、肺結核、肺炎、肺腫瘤、肺癌等。

◎**腹部超音波檢查**：主要檢查肝、膽、腎、胰、脾臟等器官病變及腫瘤、脂肪肝、慢性肝炎、肝硬化、肝膽結石、酒精性肝炎、胰臟炎、不明原因腹痛等。

◎**心臟超音波**：主要觀察心臟結構、心臟瓣膜狀況、腔室的大小、心臟功能、心臟血流情況。

◎**腦部血管造影檢查**：主要觀察腦血管病變、腦血流情況、腦血管異常、腦部的其他狀況。

◎**腦部CT（電腦斷層攝影檢查）**：主要檢測無症狀腦部的早期病變、腦組織狀況。

健康檢查不容忽視

Chapter One

各種疾病需做的檢查

　　除了知曉一般健康檢查的專案還不夠，若懷疑某個臟器有病變，又該選做哪些特異性的檢查專案能既不「漏檢」又不至於「花冤枉錢窮折騰」呢?以下介紹一些生活中的常見病的相關檢查專案。

眼部疾病

眼部疾病的檢查，一般包括眼附屬器和眼前段檢查。

眼部構造圖

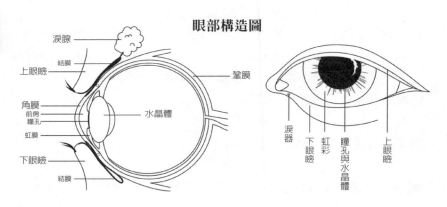

◎眼附屬器檢查

眼附屬器檢查包括眼瞼、結膜、淚器、眼球位置和眼眶的檢查。

　　A.**眼瞼檢查：**一般是在自然光線下用望診和觸診檢查。主要觀察：

　　　　◎眼瞼有無先天異常：如眼瞼缺損、眼瞼狹窄、上眼瞼下垂等。

　　　　◎眼瞼皮膚異常：如紅、腫、熱、痛、皮下氣腫、腫塊等。

　　　　◎眼瞼的位置異常：如比較雙側眼瞼的寬窄，有無眼瞼內外翻。

　　　　◎淚器檢查：包括淚腺、淚道兩部分。

　　　　a. 查淚腺區有無腫塊，注意淚點位置有無內外翻及閉塞，淚囊區有無紅腫、壓痛和瘻管，擠壓淚囊時有無分泌物自淚點溢出。

　　　　b. 透過器械檢查淚液的分泌量，淚道是否狹窄及阻塞。

　　B.**結膜檢查：**注意結膜的顏色，光滑透明度，有無充血水腫、乳頭增生、濾泡、瘢痕、潰瘍和新生腫塊等。

C.**眼球及眼眶檢查：**檢查時應注意眼球的大小、形狀位置和眼球的
運動，有無不隨意的眼球震顫。

◎**眼球前段檢查**

包括角膜、鞏膜前段、前房、虹膜、瞳孔、水晶體的檢查。

A.**角膜檢查：**注意角膜的大小透明度、表面光滑度、新生血管、彎曲
度和知覺。

B.**鞏膜檢查：**注意鞏膜有無黃染、結節、充血和壓痛。

C.**前房檢查：**注意前房深淺，房水有無混濁、積血、積膿、異物等。

D.**虹膜檢查：**注意虹膜顏色、紋理，有無新生血管、萎縮、結節、囊
腫、黏連，有無虹膜根部離斷、缺損、震顫和膨隆現象。

E.**瞳孔檢查：**注意瞳孔的大小、位置、形狀，瞳孔區有無滲出物、機化
膜及色素，瞳孔的直接對光反射、間接對光反射、近反射
是否存在。

F.**水晶體檢查：**注意水晶體透明度、位置和水晶體是否存在。

肝臟疾病

肝功能是多方面的，同時也是非常複雜的，由於肝功能代償能力很
強，加上目前尚無特異性強、敏感度高又範圍廣的肝功能檢測法，因
此即使肝功能正常也不能排除肝臟病變，實際工作中還需要選擇多項
檢查，現提出下列參考意見：

1. **健康檢查時可選：**

◎麩丙酮酸轉氨基酶（GPT）

◎麝香草酚濁度試驗（TTT）

◎B肝表面抗原（HBsAg）

2. **懷疑患者為急性無黃疸型肝炎可選：**

◎麩丙酮酸轉氨基酶（GPT）

◎麩草酸轉氨基酶（GOT）

◎麝香草酚濁度試驗（TTT）

◎尿膽原、B肝表面抗原（HBsAg）

◎B肝表面抗體（HBsAb）

3.對慢性肝炎可加測：

　　◎總蛋白（TP）、白蛋白/球蛋白二者比值測定（A/G比）

　　◎麩氨基轉移酶（γ-GPT）

　　◎鹼性磷酸酶（ALP）

　　◎血清蛋白電氣泳動法

　　◎有必要還可作溴磺酞鈉滯留（BSP）試驗

4.對黃疸患者在檢測上述專案基礎上還應檢測：

　　◎血清總膽紅素（Bili T）

　　◎直接和間接膽紅素

　　◎尿膽原素（URO）、尿膽紅素

5.懷疑有原發性肝癌者除了一般肝功能專案外還可檢測：

　　◎單胺氧化酶

　　◎溴磺酞鈉（BSP）

　　◎血清蛋白

　　◎蛋白電氣泳動法

　　另外，除上述實驗室檢查，還可配合其他器械檢查如β超音波、CT（電腦斷層攝影檢查）、同位素等進行綜合分析，對肝膽疾病的診斷提供有利條件。

哮喘

◎**血液常規檢查：**發作時嗜酸白血球增高。如併發感染會有白血球總數增高，分類中性白血球比例增高。

◎**痰液檢查塗片：**在顯微鏡下可見較多嗜酸白血球，尖稜結（Charcort Leyden結晶體）。黏液栓（Curschmann螺旋體）和透明的哮（Laennec珠）。如合併呼吸道細菌感染，痰塗片革蘭染色、細菌培養及藥物敏感試驗有助於病原菌診斷及指導治療。

◎**呼吸功能檢查：**在哮喘發作時有關呼氣流速的全部指標均顯著下降，會有肺活量減少、肺殘氣量增加、功能殘氣量和肺總量增加。緩解期可逐漸恢復。有效的支氣管舒張劑可使上述指標好轉。

◎**血氣分析：**哮喘發作時如有缺氧，PaO_2會降低，由於過度換氣使$PaCO_2$下降，pH值上升，表現呼吸性鹼中毒。如重症哮喘，氣道阻塞嚴重，會使CO_2滯留，$PaCO_2$上升，表現呼吸性酸中毒。如缺氧明顯，會合併代謝性酸中毒。

◎**胸部X光檢查：**早期在哮喘發作時可見兩肺透亮度增加，呈過度充氣狀態；在緩解期多無明顯異常。如併發呼吸道感染，可見肺紋理增加及發炎性浸潤陰影。同時要注意肺不張、氣胸或縱隔氣腫等併發症的存在。

◎**特異性過敏原的補體試驗：**可用放射性過敏原吸附試驗（RAST）測定特異性IgE，過敏性哮喘患者血清IgE可較正常人高2～6倍。在緩解期檢查可判斷過敏原，但應防止發生過敏反應。或用嗜鹼白血球組織胺釋放試驗計算組織胺釋放率>15％為陽性。也可測定血液及呼吸道分泌中IgE、IgA、IgM等免疫球蛋白。

◎**皮膚敏感試驗：**在哮喘緩解期用可疑的過敏原作皮膚劃痕或皮內試驗，有條件的做吸入激發試驗，可做出過敏原診斷。但應注意高度敏感的患者有時可能誘發哮喘和全身反應，甚至出現過敏性休克。須密切觀察，及時採取相應處理。

貧血

　　貧血病人為了明確診斷、確定類型、了解病情等，可酌情選擇適當的檢查。常做的專案有：

◎血液常規檢查

- ·血紅素
- ·紅血球數
- ·白血球數及分類計數
- ·紅血球容積
- ·紅血球指數（紅血球平均體積、平均血紅素量及平均血紅素濃度）
- ·血小板數
- ·染色血片檢查

◎骨髓檢查

- ·細胞學檢查
- ·骨髓鐵染色
- ·鐵粒幼細胞檢查

◎尿液檢查

- ·尿顏色
- ·尿蛋白
- ·尿沉澱
- ·尿膽質原
- ·尿潛血

◎糞便檢查

- ·顏色
- ·潛血試驗
- ·蟲卵及寄生蟲

◎血液生化檢查

- ·尿素氮
- ·肌氨酸酐
- ·膽紅素（直接和間接）
- ·白蛋白、球蛋白、免疫球蛋白
- ·鐵蛋白或鐵、鐵總結合力及鐵飽和度

◎特殊檢查

- ·酸化血清溶血試驗
- ·抗人球蛋白試驗
- ·血紅素電氣泳動法

◎其他檢查

- ·肺部X光檢查
- ·纖維胃鏡
- ·腸鏡
- ·β型超音波檢查

痛風

◎常規檢查

常規檢查是全面了解人體健康狀況所必須的。患有痛風者應盡量進行檢查。

- ·血液象
- ·大小便常規檢查
- ·肝腎功能
- ·β超音波
- ·心電圖
- ·全胸X光片

◎痛風患者的為確立診斷必要檢查

- ·血尿酸：診斷痛風的最重要的檢查專案。
- ·24小時尿酸測定
- ·尿PH值測定
- ·肌氨酸酐清除率
- ·關節病變部位的X光檢查：了解關節病變是否痛風所致。
- ·腎超音波和腎活性組織檢查：了解高尿酸血症對腎臟的損害情況。
- ·腹部X光和靜脈腎盂造影：為排除泌尿系統尿酸鹽結石。

◎鑑別診斷所需的檢查

如有發熱時應做血液培養排除感染。

◎對藥物副作用應做的檢查

服用痛風藥物之前應做血液象、肝腎功能檢查，因在白血球減少和肝腎功能，異常時有些痛風藥物不能服用。

NOTE

不同的檢驗單位，可能使用不同的檢驗方法，所以正常參考值可能不同，應請醫師做判斷。

NOTE

正常值

血尿酸：210～420umol/L或7mg/dl。

血漿尿酸飽和度（尿酸鹽最高溶解度）為：

· 男性約為0.38mmol/L～0.42mmol/L（6.4～7mg/dl）

· 女性為：0.309mmol/L。

◎痛風檢查項目的詳細介紹

1.血尿酸測定

在20年前，人類血液中尿酸的正常濃度約是4mg/100ml（237μmol/L）。而現在我們去做健康檢查，尿酸濃度在7mg/100ml（420μmol/L）以下時，醫生會判定爲合格，其實近年來我們血液中尿酸含量已較20年前提高約1倍。此現象顯示在生活中,由於工作的壓力大,導致尿酸的形成與排出方面，已經出現很大的危機。

檢查血中尿酸值，需要空腹8小時以上再抽血（晚上12點後禁食，但可喝水）。一般制訂尿酸的正常參考值，是以一群人的血中尿酸平均值加上2個標準差爲上限（Mean+2SD），大約有10%的人會尿酸偏高，但這只是一種生化上的異常，不能與痛風混爲一談。

NOTE

專家提醒患者

雖說尿酸值越高者，患痛風的機率越大。不過有高達30%的病例，都是在尿酸值正常的情況下，仍有痛風的毛病，因為痛風急性發作緩解期尿酸值正常。值得一提的是，急性痛風關節炎發作的前、中和後期，人體血液中的尿酸含量可能沒什麼大幅度的變化,這是由於身體在症狀出現以後，進行了自我調節，加速了尿酸的排出。例如痛風急性發作時由於腎上腺皮質激素分泌增加可促進尿酸排泄。進水、利尿和藥物應用等因素均可影響血尿酸水平。所以千萬不能僅以血尿酸的含量作為診斷痛風的唯一標準。

2.尿酸測定

尿液中的尿酸檢驗：（24 hours Urinary Uric Acid）24小時尿液的收集驗，可以作爲使用哪一種藥物的參考。但它對急性關節炎診斷意義不大，因1/2的痛風患者小便尿酸排出正常，但透過尿液檢查了解尿酸排泄情況，對選擇藥物及鑑別尿道結石是否尿酸增高引起有所幫助。我們可將痛風或高尿酸血症分爲產生過剩型和排泄不良型。

(1)**產生過剩型**：在一般飲食狀況下24小時尿中尿酸含量超過800mg。若低普林飲食5～7天之後測量，則是超過600mg/24小時尿液。這類原發性痛風患者在痛風人群中不足10%，因此高普林飲食不是痛風的原發病因。卻常常是痛風性關節炎急性發作的誘因。

(2)**排泄不良型**：在一般飲食狀況下24小時尿液中尿酸含量低800mg。若低普林飲食5～7天之後測量，則是少於600mg/24小時尿液。絕大多發生痛風的原因，都是因尿酸鹽排泄不足所致，約佔90%。

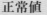

NOTE

正常值

　在一般飲食情況下，以每天由小便排出800mg作為標準，如果大於800mg，則稱產生產過剩型；若小於800mg，則稱為排泄不良型。（如果採用低普林飲食5～7天之後再檢查，則以600mg為區分標準）。

NOTE

24小時尿液的收集法

· 建議24小時收集時間是，從早上8點（或7點）起，到隔天早上8點（或7點止），總共24小時整。要完全收集否則會影響尿液總量計算的準確性。

· 收集期間不要喝咖啡、茶及可可豆，也不要吃維生素C及小蘇打。

· 收集瓶需加蓋置於冰箱下層冷藏，但不可有結冰現象。

· 收集第一天早上8點（或7點）無論受檢者有無尿意，都要解完小便丟棄，因為這是不需要的。之後的24小時中任何時候解出的小便都要放入收集瓶中，不可遺漏，否則要重留。

· 第二天早上的8點（或7點）無論受檢者有無尿意，也要準時上廁所排尿，這次解出來的小便要放入收集瓶中。

· 收集好24小時小便後，須觀察測量尿液的總量並將它紀錄於檢驗單上，然後要先把尿液搖晃均勻，再立刻倒出一小部分裝於檢驗試管內，送至醫院檢驗科檢查。

3.其他檢查

（1）尿液檢查：可以看尿液的pH值，有無血尿、蛋白尿等。尿液的pH值，如果尿液為酸性則不利於尿酸排泄。

（2）X光片檢查：腎可見結石陰影為痛風的X光特徵。早期急性痛風關節炎在患病關節僅顯示關節內非對稱性腫脹。反覆發作後，先有關節軟骨緣破壞，關節面不規則，繼之關節間隙狹窄，軟骨下骨內及骨髓內均可見痛風石沈積，骨質疏鬆，鄰近關節的骨質有不整齊的穿鑿樣或圓形透亮缺損區，大小不一，其邊緣銳利呈半圓形或連續弧形，邊緣可能有增生鈣化，嚴重者有骨折（因尿酸鹽侵蝕骨質所致）。

（3）滑液及痛風石檢查：急性發作期關節腔穿刺，取滑囊液進行旋光（偏振光）顯微鏡檢查，可發現尿酸鹽結晶呈針形在白血球內或游離，有弱折光現象（雙折光現象）。

（4）滑液常規檢查：左白血球只要為中性分葉核細胞為（10～70）×109/L（10005～7000/mm3）。滑液檢查對確定診斷或是檢查有無合併感染或假性痛風等有幫助。

（5）痛風石特殊檢查：對痛風關節可做活組織檢查或特殊化學檢查（Murexide）鑑定，還可作紫外線分光度計測定及尿酸酶分解測定。

（6）血液象和一般生化檢查：包括肝腎功能檢查、血糖、血脂、電解質等，以了解是否可以安全用藥。

（7）心電圖、全胸X光片檢查：作為體檢必備的檢查。

（8）腎超音波、同位素腎功能系列：作為腎臟功能早期異常的檢查。

（9）腎β超音波、腎活組織檢驗：了解痛風患者腎臟的病變情況。

NOTE

痛風患者在發作期時白血球總數可能增高、血球沈降率加快。尿中常有蛋白，血中非蛋白氮升高。

停經後陰道流血

停經後婦女又見陰道流血應有高度警覺，要及時求醫，以查找原因，發現病灶，明確診斷。

◎**婦科檢查**

老年性陰道炎患者婦檢時可見：

· 陰道黏膜潮紅，伴隨膿性或膿血性分泌物。

· 子宮頸黏膜潮紅。

· 子宮、附件（輸卵管＋卵巢）無異常改變。

· 外生型子宮頸癌可見子宮頸上菜花樣增生，質地較脆，有的呈潰瘍型，質地較硬，並有接觸性出血。

· 陰道分泌物塗片檢查：一般清潔度達Ⅲ度以上，會無黴菌、滴蟲檢出。

NOTE

在檢查過程中，可能因老年婦女的生殖器官萎縮，用窺陰器後引起流血現象，不必過於擔心。

◎**β超音波檢查**

子宮內膜癌患者極早期時子宮大小、形態可能無明顯改變，僅見子宮腔線紊亂中斷。

典型的內膜聲像圖表現為子宮增大、子宮頸內實質不均的回聲區形態不規則，子宮腔線消失，有時還可見到子宮肌層內不規則回聲紊亂區，邊界不清，此時可作出肌層浸潤程度的診斷。

◎**分段刮子宮內膜**

這是確診子宮內膜癌最常用的刮取組織內膜的方式，即先用小刮匙搔刮子宮頸管，再進子宮腔搔刮內膜，刮出的組織分瓶送病理檢查。

◎**子宮頸抹片細胞學檢查**

它簡便易行，結果可靠，是應用於篩檢子宮頸癌最常用的重要方法

之一。結果可分爲5級。I級正常，II級表示炎症，III級可疑，IV級可疑陽性，V級陽性。其中II級塗片需先按炎症處理後複查，III、IV、V級塗片還需要進一步檢查以明確診斷。

◎碘試驗

將碘溶液塗在子宮頸及陰道壁上，觀察其染色情況。這種檢查方法主要是用來幫助確定活體檢驗取材的部位，以提高診斷率，而對癌症本身的診斷無特異性。

◎氮鐳射腫瘤固有熒光診斷法

本法具有患者不需服用光敏藥，無副反應，能反映微光結構的優點，是一種能篩選早期子宮頸癌的診斷儀，尤其適用於癌前病變的定期活組織檢查。本法簡便，目測即可觀察到子宮頸表面的變化。其原理是根據熒光素與腫瘤的親和作用，利用人體內原有熒光，透過光導纖維傳送鐳射激發病變部位。如呈紫色或紫紅色爲固有熒光陽性，提示有病變；出現藍白色爲陰性，表示無惡性病變。

◎子宮腔鏡檢查

可直視子宮腔內的情況，若有癌症病灶生長，能直接觀察到病灶的大小，生長部位，外觀形狀，並可取活組織送病理檢查，以明確診斷。

惡性淋巴瘤

◎全面的體格檢查

尤其是淺表淋巴結，包括頜下、枕後、耳前、頸、鎖骨上下、滑車上、骼肢窩、腹股溝、膕窩淋巴結，咽淋巴環等，在腹部應注意肝脾有無腫大及有無腹腫塊。

◎化學檢驗

包括血液常規檢查、血液沈降率、骨髓穿刺、活組織檢查、血清鹼性磷酸酶（ALP）、乳酸脫氫酶（LDH）等。

◎X光檢查和CT掃描

包括胸部正側位X光片、全肺斷層攝影、胸部或腹部CT，必要時還可行雙下肢淋巴管造影。

◎超音波檢查

能發現直徑大於20公厘的淋巴結和肝脾等腹腔臟器侵犯情況。

NOTE

對懷疑有骨轉移的患者可行全身骨掃描。對懷疑有肝轉移者可行肝臟活組織檢查。對懷疑有腦轉移的患者應行腰穿刺及腦脊液檢查。

小兒長期發熱

小兒發熱持續2週以上稱為長期發熱。小兒長期發熱的原因比較複雜，概括起來主要有三方面原因，即感染、結締組織病和腫瘤。對長期發熱的病童怎樣判斷發熱原因，怎樣才能明確診斷呢?在臨床上，除了根據病史、症狀和體癥來分析、判斷外，有關的化驗檢查亦是不可或缺的診斷依據。

◎感染

是小兒長期發熱最常見的原因。對疑似感染的發熱，一定要注意尋找病原體。血培養是小兒長期高熱的一項基本檢查，對小兒感染性發熱的診斷、致病菌的判定有重要的臨床意義。血培養最好在病童惡寒、高熱時採血，這樣可以提高血培養的陽性率。如果一次血培養陰性，不能否認敗血症或菌血症的可能性。對呼吸道感染要做咽分泌物培養和痰培養。對懷疑泌尿系感染要做中段尿培養。對這些細菌培養都應該反覆多次進行，這樣才能準確地反映感染情況。

◎結締組織病

臨床特點是器官受累廣泛，臨床症狀多樣,在發病初期一般都有發熱，而其他典型的症狀出現較晚，化驗檢查一般應先查簡單專案，如周圍血液象、尿常規、血液沈降率、C-反應蛋白、抗鏈球菌溶血素等。待其他臨床特徵出現後，再有針對性地進行檢查。

◎小兒腫瘤

是否發熱取決於腫瘤的性質、部位、範圍和浸潤情況。對懷疑腫瘤所致的發熱，應該先檢查血液常規，一般惡性腫瘤常見貧血，白血病時末梢血中可發現幼稚細胞。

腫瘤患者血液沈降率常增快，白蛋白常減少。對懷疑有白血病、何傑金氏病、淋巴肉瘤的兒童，要及時做骨髓穿刺檢查。此外，不同種類的X光檢查、超音波檢查等對診斷均有助益。

特殊健康檢查專案搜索

特殊的健康檢查專案，往往針對特殊的人群，如即將踏入婚姻殿堂的新人，將為人母的準媽媽，初為人母的新媽媽，人到四十的中年女性，以及處於更年期的人群等等。

婚前健康檢查

雖然新的《婚姻法》取消婚前健康檢查的制度，但是從健康的角度來看，結婚前進行全面的健康檢查還是很必要的。常規的婚前健康檢查應該包括以下幾個部分：

◎**一般情況**

- ·問清楚雙方的疾病史，如有沒有急、慢性傳染病、心臟病、腎炎、精神病、重要臟器及泌尿生殖系統疾病等。
- ·問清楚雙方家族病史，尤其直系親屬中有沒有遺傳性疾病，像精神病、癡呆、先天畸形及其他遺傳疾病。
- ·問清楚雙方是不是直系血親或三代以內旁系血親。
- ·女性的月經史和男方遺精情況，這對於及早發現影響婚育的疾病很有幫助。
- ·如果是再婚，醫生還會了解過去的婚育史。

◎**體格檢查**

- ·**一般檢查**：測量身高、體重、血壓，檢查全身及神經系統發育情況。
- ·**主要臟器檢查**：如心、肝、腎、肺的檢查。
- ·**第二性徵的檢查**：像毛髮分佈、脂肪分佈、喉結及乳房的發育。
- ·**生殖系統的檢查**：包括內外生殖器的發育情況，有無先天畸形和其他情況。
- ·**實驗室檢查**：血、尿常規檢查，包括肝、腎功能等，必要時做精液檢查、染色體核型分析和梅毒螺旋體檢查等。

產前檢查

　　每對夫婦都希望生個健康的寶寶，所以產前檢查對孕婦及胎兒的健康而言是極爲重要的。產前檢查能排除一些主要的異常，如唐氏症等染色體異常，先天性心臟病等缺陷，母親本身的疾病對胎兒的影響等等。

　　因爲造成胎兒異常的原因很多，有些還查不出原因，有些原因無適當的檢查方式，一定要按期做正規的產前檢查，可防止妊娠意外發生。有高危險的孕婦，要請教醫師，做更進一步的特殊檢查。

◎一般檢查

- **血液常規檢查**：檢查紅血球、白血球、血小板、ＡＢＯ血型、Ｒh血型。
- **梅毒檢查**：一般孕婦罹患的梅毒大都是潛伏性的，並無自覺症狀。但病原會經過胎盤感染胎兒，造成流產、早產、先天性梅毒。
- **肝炎檢查**：若爲Ｂ型肝炎帶原者，於生產時便會透過血液感染嬰兒，使之成爲肝炎帶原者。另外，妊娠期合併病毒性肝炎，可造產、流產或胎兒死亡。
- **麻疹抗體檢查**：麻疹會造成先天性心臟病，白內障，聽力障礙，發育不良，甚至死產、流產。
- **尿糖檢查**：檢查有沒有糖尿病。
- **尿蛋白測量**：檢查母親泌尿系統。
- **超音波檢查**：可在懷孕8週、20週及預產期前做。8週可確定胎兒著床位置，知道有沒有子宮外孕及確定預產期。20週可檢查胎兒結構。預產期前，評估胎兒大小、胎盤、子宮情況。

◎其他檢查

- 絨毛採檢（妊娠8～10週）
- 羊膜穿刺（妊娠16～20週）
- 染色體檢查
- 必要時可做代謝檢查，分子遺傳學檢查（可發現葡萄胎的生成）

年輕媽媽的婦科檢查

年輕的媽媽完成了養育寶寶的重任後，許多疾病也將會悄悄的侵襲媽媽的健康。在許多綜合性的醫院裡，到門診看病的人中有近三分之一是到婦科看病的。為了儘早發現，生育後的母親應該定期到醫院進行一些健康檢查。如果沒有什麼不舒服的感覺，應每年到醫院進行一次基本的婦科檢查。有的年輕媽媽擔心會患上性病，比如接受過輸血、經常在公共場所工作、對情人的行為不放心等等，那麼她們可以檢查一些性病的專案。除了上面可以檢查的性病外，愛滋病和梅毒需要早晨不吃飯，空腹抽血化驗。

◎**基本的檢查**

以下是最基本的婦科檢查，一個上午就能檢查完，而且沒有傷害性，而且幾乎可以發現絕大多數常見的婦科疾病。

- **骨盆腔檢查**：由醫生用肉眼來觀察外陰、陰道、子宮頸是否有異常，並觸摸肚子裡的子宮，卵巢有沒有異常。這種最基本的檢查可以發現外陰和陰道炎症、病毒感染（如尖銳濕疣）、子宮頸炎、子宮肌瘤、卵巢囊腫、子宮脫垂等常見的疾病。這種檢查簡單，沒有什麼痛苦，費用也很低。

- **白帶（陰道分泌物）的檢查**：取少量白帶，由醫生在顯微鏡下檢查是否有陰道炎症，可以準確診斷陰道炎，以便治療。還可以將白帶送到化驗室檢查衣原體、支原體、淋病等性傳播疾病。這種檢查的費用也很低如果需查性病，費用會稍貴一些。

- **子宮頸抹片檢查**：很多人害怕「抹片」，其實什麼感覺也沒有，就是用一個小木板或塑膠刷在子宮頸上輕輕刮一下，許多子宮頸的細胞就會被刮下來。這種檢查是用於檢查子宮頸癌，因為子宮頸癌是女性最常見的惡性腫瘤，而且子宮頸癌與常見的子宮頸糜爛難以用肉眼區別。刮下來的細胞經顯微鏡檢查後可以確定有沒有子宮頸癌。這種檢查費用不等，當然費用高的準確一些，而且同時能查許多專案。

- **β超音波檢查**：大家都知道β超音波是怎麼回事。做β超音波可發現子宮肌瘤，卵巢囊腫等常見的婦科骨盆腔內病變，比骨盆

腔檢查準確多了。通常做婦科的 β 超音波要先憋尿，這樣子宮和附件（輸卵管+卵巢）才能看的清楚。很多人就害怕憋尿。不過，現在許多醫院有經陰道做的 β 超音波。如果能憋尿最好還是做普通 β 超音波。

NOTE

如果發現如下的症狀，請儘早到醫院檢查

1. 月經不正常

   比如月經過了日子，就一定要檢查是不是懷孕了，別太迷信自己的避孕方法。月經量多可能是內分泌異常，也常常是子宮肌瘤的結果。

2. 肚子痛

   可能是骨盆腔炎症，也可能是卵巢囊腫的結果，尤其要警覺可能是子宮外孕。所以如果肚子痛，別自以為是痛經或不以為意。

3. 白帶多

   常常是陰道炎，子宮頸炎和盆腔炎症的結果，而且許多性病也有白帶多的症狀，要及早去檢查。

4. 外陰長了東西

   可能是皮膚瘤腫，也可能是外陰的囊腫，也說不定是子宮脫垂，總之，自己難以判斷是什麼，還是應該由醫生來檢查。

5. 乳房的異常

   熟悉自己乳房的正常形態及觸摸的感覺，一旦有異常才容易引起警覺。檢查的最佳時機是月經結束後，這時乳房較軟且沒有腫脹感，有利於獲得敏感的觸覺。如果母親或姐妹有人患有乳腺癌，要做乳房的X光透視片。

年輕媽媽需做的常規健康檢查

全面體檢：每5年做一次。醫生會詳細詢問個人病史、相關的家族病史以及個人生活習慣方面的一些問題，然後抽血化驗。此外，還應該做肝、脾臟檢查，以及尿液化驗、血紅素化驗等。透過這些檢查可排除那些沒有自覺症狀的疾病。

皮膚檢查：每年做一次。凡看到面積超過6公分（約一支鉛筆粗細）的痣或痣表面呈凹凸不平狀，應去就診。皮膚原有的色素區域變大或顏色加深，也是危險訊號。如能及早發現異常，也許做個小手術就能痊癒。因此，對全身的痣或色素斑做一次專業檢查很必要。

牙科檢查：每半年做一次。應當堅持每半年去看一次牙醫，清除牙菌斑、牙結石，防止牙齒疾病。服用避孕藥的女士因血液中雌激素濃度較高，更要常去看牙醫。

視力檢查：每2～3年做一次。別以為您的視力標準，很多影響視力的疾病是無聲無息緩慢發生的，一般沒有明顯的感覺或痛苦。如果有糖尿病、高血壓或有青光眼的家族史，或者工作用眼較多（如長時間看電腦螢幕）者，則發生眼疾而影響視力的危險性大於常人。定期由眼科醫生進行詳細且合乎規範的檢查以及早發現異常，採取有效的措施。

中年婦女健康檢查

婦科檢查：每年做一次。除了檢查癌症跡象外，還應檢查有無任伺可導致不孕症的感染。這個年齡段是子宮纖維肌瘤的高發作期，它雖屬良性腫瘤，但會干擾懷孕和妊娠。

乳房的自我檢查：每月做一次。這是一種可救命的自我檢查法除了檢查乳房，這個年齡層還應控制體重，因為最新研究顯示：體重每增加2磅，患乳腺癌的機會就增加23%左右。

乳房自我檢查圖

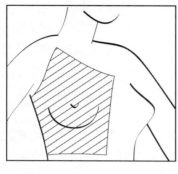 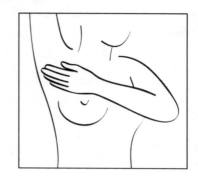

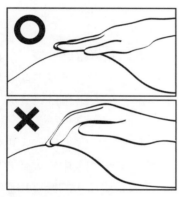 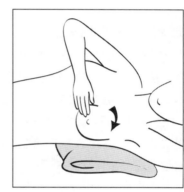

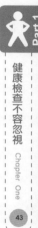

全面體驗：每3～5年進行一次。假如你的膽固醇水平超過200，則應每年複查一次，並建議做一次心電圖檢查有無心臟病的現象。

皮膚癌的自我檢查：每年做一次。這個年齡段是體表痣最多的時候，因此要格外留意。

皮膚癌檢查：每3年做一次。皮膚癌的發生過程可以長達20年以上。只要早期發現，90%～95%的皮膚癌是可以根治的。

牙科檢查：每半年做一次。35歲以上的人約3/4患有不同程度的牙床疾病。而牙床疾病正是牙齒脫落的最重要的原因。此外牙根壞爛也是很嚴重的。

量血壓：每2年做一次：女性在35歲後血壓開始逐漸增高，主要原因是因妊娠而使體重增加，飲食習慣改變及缺乏活動。如發現血

壓偏高要及時調整飲食，進行健身運動和必要時使用藥物控制血壓，以免發生高血壓性腎病、眼疾等合併症。

視力檢查： 每2～3年做一次。視力並不一定隨年齡的增加而衰退（孕婦是個例外，因懷孕時的水滯留，可發生暫時性視力下降）。配戴隱形眼鏡的人尤其要注意保持眼部濕潤。還應注意配戴墨鏡，陽光中的紫外線是引起白內障的元兇，須時時提防。

免疫接種： 假如你從未接種過破傷風疫苗。一旦發生創口較深的創傷，一定要看醫生以防止致命的破傷風。

更年期的健康檢查

對中老年人進行定期健康檢查，在許多地區和單位已形成了一種制度，透過健康檢查，對於早期發現某些疾病與及時採取某些防範措施，有著十分重要的作用，可是仍有不少中老年人認為自己身體不錯，沒有必要去進行健康檢查。

事實上對中老年人定期進行健康檢查是必要的。當人們進入更年期，體力逐漸下降，各種疾病會偷偷向身體襲來，加上中年人社會事務多、工作繁重，無暇顧及自己的身體，又因有些疾病的體癥和症狀不明顯，常常不能引起人們的注意，如果沒有詳細的臨床資料和及時的觀察對比，許多疾病是不容易發現的。

因此每年定期進行健康檢查是早期發現疾病的有效手段。每年定期身體檢查，至少應包括以下專案：

◎**一般檢查**

　・包括身高、體重、血壓等。

　・內科、外科、耳鼻喉科、五官、眼科、神經科等都要進行全面
　　檢查。其中包括直腸觸診、前列腺檢查、乳腺檢查等。

◎**輔助檢查**

　・胸腔X光片

　・心電圖

　・肝脾超音波等

- 肺功能
- 胃鏡
- CT（電腦斷層攝影）
- 血液、大小便、痰的常規檢查
- 尿、痰中找癌細胞
- 紅血球沈降速度
- 血液生化測定：包括血脂全套，肝、腎功能，血糖等。
- 特殊情況還可以根據病情需要臨時增加檢查專案。

老年人的健康檢查

老年人應該定期到醫院進行健康檢查。透過健康檢查，可以了解自己的健康狀況或及早發現某些重要疾病，以便及時治療。健康檢查一般包括下列重點專案：

血常規和紅血球沈降率的檢查：血常規包括血紅素、紅血球、白血球，主要看是否貧血，或是一些炎症或其他疾病致使白血球升高或降低。風濕病等會使紅血球沈降速度加快。

尿常規的檢查：主要包括尿蛋白、尿糖和鏡檢，看腎臟是否有病或是否有糖尿病。

大便常規和潛血的檢查：主要看大便裡是否有紅血球、白血球和寄生蟲。若腸胃系統出現炎症，大便裡會發現紅、白血球。有時潰瘍病活動期、消化道腫瘤、息肉等疾病，潛血是陽性。

血壓的測定：檢查是否高血壓或低血壓。

心電圖檢查：檢查是否有老年性心臟病，如狹心症、心肌梗塞等。必要時做心臟負荷試驗。

肺功能檢查：檢查是否有呼吸系統疾病，肺氣腫、肺心病等。

β超音波檢查：可檢查肝、膽、脾、腎等是否有病變。女性還可檢查子宮、卵巢是否有病變。

眼底檢查及眼科的其他檢查：檢查是否有老年性眼底病變，並檢查是否有老年性白內障及青光眼等。

血液生化檢查：包括血脂測定、肝功能、腎功能、血糖及各種酶的測定、免疫方面的檢查等。

肺部透視和胸腔X光片：檢查肺部是否有炎症、結核、癌等。

內外科、口腔科、耳鼻喉科、神經科全面檢查。

外科檢查：應包括直腸觸診。老年男性應檢查前列腺，老年女性應做婦科檢查。

你需要了解的生命四大體徵

　　你首先需要了解的是生命的四大體徵，即呼吸、體溫、脈搏、血壓。它們是維持身體正常活動的支柱，缺一不可，無論哪項出現異常都會導致嚴重或致命的疾病，同時某些疾病也可導致這四大體徵的變化或惡化。因此，四大體徵的判斷成為人們判斷人體健康與否的重要依據。

體溫

　　人的體溫在正常情況下是比較穩定的，但因種種因素它會有變化，其變化有一定規律。正常人的體溫在24小時內略有波動，一般情況下不超過1℃。生理情況下，早晨略低，下午或運動和進食後稍高。老年人體溫略低，婦女在經期前或妊娠時略高。

◎體溫正常值及測量方法

　　在測體溫前，首先要看一看體溫計的水銀線是否在35℃以下，如果超過這個刻度，就應輕輕甩幾下，使水銀線降至35℃以下。使用腋下體溫計時，要先將腋窩皮膚的汗擦乾，然後將體溫計水銀頭部放置於腋窩中間，使上臂緊貼於胸壁，使體溫計夾緊，測試時間不能少於5分鐘。看體溫計數字時，要橫持體溫計緩緩轉動，取與眼等高的水平線位置看水銀柱所至的溫度刻度。

1. **口測法：**正常值爲36.3～37.2℃。先用75%酒精消毒體溫計，放在舌下，緊閉口唇，放置5分鐘後拿出來讀數，此法禁用於神志不清病人和嬰幼兒。病人不能用牙咬體溫計，只能上下唇啜緊，不能講話，防止咬斷和體溫計脫落。使用口腔體溫計測溫時，應將其在舌下留置3分鐘。嬰幼兒不宜使用口腔體溫計，以免因哭鬧咬破體溫計而發生意外。

2. **腋測法：**正常值爲36～37℃。此法不易發生交叉感染，是測量體溫最常用的方法。擦乾腋窩汗液，將體溫表的水銀端放於腋窩頂部，用上臂將體溫計夾緊，囑咐病人不能亂動，10分鐘後讀數。

3. **肛測法：**正常值爲36.5～37.7℃。多用於昏迷病人或小兒。病人仰臥位，將肛表頭部用油類潤滑後，慢慢插入肛門，深達肛表的1/2爲止，放置3分鐘後讀數。使用肛門體溫計時，先將體溫計的水銀頭端塗一點甘油或其他油類，使之潤滑，然後慢慢插入肛門4～5公分，留置3分鐘後取出。測時要用手扶住體溫表，防止破碎而刺傷小兒肛門。（體溫計用後要用酒精消毒，以備下次使用。）

◎體溫的異常

- **體溫升高：**37.4～38℃爲低熱，38～39℃爲中度發熱，39～41℃爲高熱，41℃以上爲超高熱。體溫升高多見於肺結核、細菌性痢疾、支氣管肺炎、腦炎、瘧疾、甲狀腺機能亢進、中暑、流感以及外傷感染等。

- **體溫低於正常：**見於休克、大出血、慢性消耗性疾病、年老體弱、甲狀腺機能低下、重度營養不良、在低溫環境中暴露過久等。

脈搏

心臟舒張與收縮時，動脈管壁有節奏地、周期性地起伏叫脈搏檢查。脈搏通常用兩側橈動脈。正常脈搏次數與心跳次數相一致，節奏均勻，間隔相等。白天由於進行各種活動，血液循環加快，因此脈搏快些，夜間活動少，脈搏慢些。此外，脈搏的頻率也會受年齡和性別的影響，一般女性比男性快，兒童比成人快。運動和情緒激動時可使脈搏增快，而休息、睡眠時則脈搏減速慢。臨床上有許多疾病，特別是心臟病會使脈搏發生變化。因此，測量脈搏對病人來講是一個既簡單而又不可缺少的檢查專案。中醫更將切脈作爲診斷疾病的主要方法。

◎脈搏正常值

嬰幼兒130～150次/分，新生兒可快至120～140次/分，兒童110～120次/分，正常成人60～100次/分，老年人可慢至55～75次/分。

◎常見的異常脈搏

1. 脈搏增快（≧100次/分）：生理情況有情緒激動、緊張、劇烈體力活動（如跑步、爬樓梯、扛重物等）、氣候炎熱、飯後、酒後等。病理情況有發熱、貧血、心力衰竭、心律失常、休克、甲狀腺機能亢進等。

2. 脈搏減慢（≦60次/分）：可見於顱內壓增高、阻塞性黃疸、甲狀腺機能減退等。

3. 脈搏消失（即不能觸到脈搏）：多見於重度休克、多發性大動脈炎、閉塞性脈管炎、重度昏迷病人等。

◎怎樣測量脈搏？

測量脈搏常選用淺表的大動脈，最方便和常用的是最靠拇指側手腕上的橈動脈。其次是靠近外耳道處的顳動脈和頸部兩側的頸動脈。

測量脈搏時應該用食指、中指、無名指並排按在動脈上，壓力大小以能摸到脈搏跳動爲準，每次要測量1分鐘，一定要在病人安靜的情況下測量，不能只用拇指進行測量，因拇指本身的小動脈搏易與病人的脈搏混淆。正常脈搏節奏規則，搏動力量均勻，手指按下時有彈性感。一般情況下，體溫升高1℃，脈搏每分鐘增快10～20次。發現脈率增快或減慢，脈搏的節奏不整齊時，要及時去醫院請醫生診治。

脈搏測量法說明

1. 直接測法：最常選用橈動脈搏動處。先讓病人安靜休息5～10分鐘，手平放在適當位置，坐臥均可。檢查者將右手食指、中指、無名指並齊按在病人手腕段的橈動脈處，壓力大小以能感到清楚的動脈搏動為宜，數半分鐘的脈搏數，再乘以2即得1分鐘脈搏次數。在橈動脈不便測脈搏時也可採用以下動脈：頸動脈—位於氣管與胸鎖乳突肌之間。肱動脈—位於臂內側肱二頭肌內側溝處。股動脈—大腿上端，腹股溝中點稍下方的一個強大的搏動點。

2. 間接測法：用脈搏描記儀和血壓脈搏監護儀等測量。具體使用方法看儀器說明書。

呼吸

　　呼吸是呼吸道和肺的活動。人體透過呼吸，吸進氧氣，呼出二氧化碳，是重要的生命活動之一，一刻也不能停止，也是人體內外環境之間進行氣體交換的必要過程。正常人的呼吸節奏均勻，深淺適宜。呼吸是維持生命的重要過程。人體透過呼吸與外界環境之間進行氣體交換，吸入氧氣，呼出二氧化碳。人正常呼吸有兩種方式，即胸式呼吸和腹式呼吸。以胸廓起伏運動為主的呼吸為胸式呼吸，多見於正常女性和年輕人，也可見於腹膜炎患者和一些急腹症患者；以腹部運動為主的呼吸為腹式呼吸，多見於正常男性和兒童，也可見於胸膜炎患者。

　　呼吸的快慢和深淺度受疾病、藥物及有毒物質等影響，如發熱、缺氧時可使呼吸增加至每分鐘40次，某些藥物中毒或顱壓增高時呼吸可減慢至每分鐘10次左右。急促的呼吸常常是表淺的，緩慢的呼吸往往是深長的。

◎呼吸正常值

　　正常人的呼吸頻率隨年齡、活動、情緒等因素而改變，年齡越小呼吸越快。平靜呼吸時，嬰兒每分鐘30～40次；幼兒每分鐘25～30次；學齡期兒童每分鐘20～25次；成人每分鐘16～20次。吸氣較呼氣略長，

吸氣與呼氣之比爲1：1.5～1：2。呼吸次數與脈搏次數的比例爲1：4。

◎呼吸的異常狀態

1. **呼吸增快（>24次/分）**：正常人見於情緒激動、運動、進食、氣溫增高。異常者見於高熱、肺炎、哮喘、心力衰竭、貧血等。

2. **呼吸減慢（<10次/分）**：見於顱內壓增高，顱內腫瘤，麻醉劑、鎮靜劑使用過量、胸膜炎等。

3. **呼吸深度的改變**：深而大的呼吸爲嚴重的代謝性酸中毒、糖尿病酮中毒、尿毒症時的酸中毒；呼吸淺見於藥物使用過量、肺氣腫、電解質紊亂等。

4. **呼吸節奏的改變**：（1）潮式呼吸：見於重症腦缺氧、缺血，嚴重心臟病，尿毒症晚期等病人。（2）點頭樣呼吸：見於瀕死狀態。（3）間停呼吸：見於腦炎、腦膜炎、顱內壓增高、乾性胸膜炎、胸膜惡性腫瘤、肋骨骨折、劇烈疼痛時。（4）歎氣樣呼吸：見於神經官能症、精神緊張患憂鬱症的病人。

◎測量與觀察呼吸的方法

測量呼吸應在被測人安靜的情況下進行，測量時最好不被病人覺察，以免因其精神緊張而影響測量結果。呼吸的計數可觀察病人胸腹部的起伏次數，一吸一呼爲一次呼吸；或用棉絮、棉線放在鼻孔處觀察吹動的次數，數1分鐘的棉絮擺動次數是多少次即每分鐘呼吸的次數。可在數脈完畢後，仍似在數脈，眼睛觀察胸腹部的起伏，計算呼吸次數。觀察病人的呼吸，除了觀察呼吸次數外，還要注意觀察呼吸的深淺度、呼吸的節奏、呼吸的氣味以及呼吸有無困難等。

血壓

推動血液在血管內流動，並作用於血管壁的壓力稱爲血壓，一般指動脈血壓而言。心室舒張時，動脈內最低的壓力稱爲舒張壓。收縮壓與舒張壓之差爲脈壓。

◎血壓的正常值

正常成人收縮壓爲90～140mmHg，舒張壓60～90mmHg。新生兒收縮壓爲50～60mmHg，舒張壓30～40mmHg。在40歲以後，收縮壓可隨年齡增長而升高。

◎血壓的異常值

1.高血壓：是指收縮壓和舒張壓均增高而言的。成人的收縮壓 ≧160mmHg和舒張壓≧95mmHg，稱高血壓。如出現高血壓，但其他臟器無症狀，屬原發性高血壓病；如由腎血管疾病、腎炎、腎上腺皮質腫瘤、顱內壓增高、糖尿病、動脈粥樣硬化性心臟病、高脂血症、高鈉血症、飲酒、吸煙等引起的高血壓，屬繼發性高血壓病。

2.臨界性高血壓：是指收縮壓140～160mmHg，舒張90～95mmHg而言。

3.低血壓：是指收縮壓≦90mmHg，舒張壓≦60mmHg，多見於休克、心肌梗塞、心功能不全、腎上腺皮質功能減退、嚴重脫水、心力衰竭、低鈉血症等。

◎怎樣正確測量血壓？

測量血壓不只是醫生的事，高血壓患者家中應配備一個血壓計，自己（或親友）測量血壓，以便做到對血壓的監測和及時調整藥物的使用。

1.測量前至少安靜休息5分鐘以上。測量前半小時內禁止吸煙、飲咖啡，排空小便。

2.一般採取坐位，老年、重病人也可採用臥位。但不管何種姿勢，肘部、心臟和血壓計應在同一水平上。

3.一般選用上臂肱動脈爲測量處，通常在右臂測量，以後也一直用同一上臂，以利比較。如被告知有外周血管病，可用左臂。左右上臂血壓可能有差異。

4.選擇水銀柱式血壓計最好；如使用機械或電子血壓表，應該先與水銀血壓計校正。

健康檢查不容忽視 Chapter One

5.袖帶應寬13～15公厘，至少要包裹80%上臂。袖帶下緣應在肘彎上2.5公厘。聽診器頭放肘窩肱動脈上。

6.測量時快速充氣至橈動脈搏動消失再升高30mmHg，以後以2～6mmHg速度緩慢放氣，心率慢時放氣也慢，獲取舒張壓後，快速放完氣。

7.放氣過程中第一次出現動脈搏動音時，讀取血壓計的數值為收縮壓，聲音消失時為舒張壓；如果一直有搏動音則以聲音變化時（變音）為舒張壓。

8.相隔2分鐘測量，取平均值記錄，如兩次有任何一數值大於5mmH，測3次取平均數。

NOTE

Hg（公分汞柱）和kPa（千帕）的換算方法：1mmHg=0.133kPa或者1kPa=7.5mmHg。

◎**血壓測量發生誤差的常見原因**

測量血壓雖是一項較簡單的技術，但若操作不正確，所測血壓數值與實際血壓相比也常出現誤差，不能客觀真實地反映病人的血壓情況。那麼，造成血壓誤差的常見原因有哪些呢？

1.**測量血壓缺乏耐心：**按世界衛生組織專家的建議，測量血壓前應讓病人先休息幾分鐘，後再測量。而且隔幾分鐘後再複測血壓，如此反覆三次，才能確定可供臨床參考的血壓值。而現在很少有人這樣「不厭其煩地給病人測量血壓，多是「一槌定音」，因此，就很難排除許多因素干擾血壓所造成的假象，使血壓出現誤差。

2.**偏離聽診點太遠：**許多測壓者在捆好袖帶後，並不是仔細觸摸動脈最強搏動點，然後再放聽診器頭，而是估計著找個聽診位置。因為偏離聽診點，聽到的血壓變音，由此作出的診斷，就難免會有誤差。

3.**袖帶減壓過快**：按規定應在阻斷血流聽不到動脈搏動音後，再緩
緩放氣減壓，使水銀柱徐徐下降，讀數應精確到2mmHg。而許多
測量血壓者，放氣減壓太快，使水銀柱迅速下降，判斷誤差少說也
有6～8 mmHg。他們認為血壓正常範圍本來很寬，似乎沒有必要那
麼精確，事實上，正常與非正常的臨界值也就是幾公分汞柱。

Chapter2 學會自我檢查

　　除了上醫院進行健康檢查外，你還可以學習在家中進行自我檢查。自我檢查雖然不及上醫院請專家醫生進行診斷來得準確，但這種健康檢查方式相當簡便易行，不受時間和地點約束，且自己對自己的檢查，可謂「體貼入微」，雖然你不是醫學科班出身，學習一些以下的自我健康檢查知識，你也可以做自己的「體檢師」。

人體訊號是最好的體檢師

　　我們知道，大多數健康問題並非一兩天之間就會出現，而是經過一段時間的累積，但往往可以透過一些警訊來告訴我們它們的存在。

◎常常頭痛

　　這是一種嚴重的警告訊號。最常見的原因是：身體和精神過度緊張導致失眠和身體痙攣。如果突然出現頭痛，這可能是三叉神經受到損傷。

◎耳朵裡有嗡嗡聲和叮咚聲

　　這預示可能患了中耳炎；耳內有叩擊聲，這往往是患高血壓病的最初徵兆。

◎呼吸時聞到腐爛的蘋果味及尿後聞到尿甜味

有可能是患了糖尿病；另外如果凌晨四五點鐘從睡眠中醒後感到饑餓難忍，心慌不適，還伴有疲乏無力症狀，進食後症狀可稍緩解，但仍口乾舌燥、想喝水者也可能患有糖尿病。

◎有黏土味的口臭

有可能是患有肝硬化或肝炎等疾病；口臭似尿味，可能是患了腎病；呼吸時呼出腐爛氣味，大多是牙周病。

◎清晨頭暈

提示存在頸椎骨質增生、血液黏稠度增高，因為頸椎骨質增生可能壓迫椎動脈，影響腦供血；而突然嚴重頭暈，並伴有頭痛、噁心、嘔吐或者意識障礙，則很可能是患了腦溢血病；眼睛不適也經常引起頭暈，比如眼鏡不合適，或者患了白內障；經常失眠也會發生暈眩。

◎清晨醒後頭面部有明顯浮腫

特別是眼瞼浮腫，或伴有全身浮腫者，有可能患腎病或心臟病。一般而言，腎病引起的浮腫以頭面部為主，清晨起床活動後，浮腫可以逐漸減輕。而心臟病引起的浮腫以全身浮腫、下肢浮腫為主。

◎耳朵突然失聰或者四肢有蟻走感和麻木感

這多數是中風先兆；另外早晨起床後走路不穩，感覺身子在飄忽，雙手不能繫扣、梳頭，行走呈拖步或突然跌倒，說話模糊不清，也是腦中風的先兆。

◎唇部開裂、唇線模糊

是唇病的先兆，說明缺乏維生素B2及維生素C。若發現口角發紅、長期乾裂而且口唇和舌頭疼痛，很可能是營養不足而患上口角炎，如不注意，就會引起口瘡和淋巴結炎。若鼻子兩邊發紅，油膩光亮發紅常脫皮，說明你體內缺鋅。

◎指甲上有白點

表示缺鋅。

◎指甲易斷裂

表示缺鐵。

◎**小腿肚痙攣**

主要是由於肌肉的血液供應量減少，身體內水分和鹽分含量不均所導致的，另外體內缺少鎂也會導致小腿肚痙攣。

◎**體重不正常變化**

人的體重減輕2至3公斤是正常現象。如果體重減輕並伴有咳嗽，那麼可能患了肺病或者肺炎；體重突然急劇下降，那麼則可能是得了癌症。

這樣的例子在我們的日常生活中還有很多，但卻並沒有引起我們足夠的重視，這些訊號往往是疾病的先兆，透過它們，我們可以了解自己身體健康的變化，因此我們說，人體訊號是你自己的體檢師，只有了解它們並重視它們，才能提高我們的生命素質！

「感覺」能告訴你什麼？

感覺是指刺激作用於感覺器官，經過神經系統的資訊加工，所產生的對該刺激物屬性的反映。感覺主要包括：視覺、聽覺、嗅覺、味覺、觸覺，合稱為「五大感覺」。自我感覺是人體的自然反應，也是人身體變化的訊號。本文中所指的「感覺」即是指人們對自己健康情況的感知，往往是一些異常的感覺。

異常感覺是對人體健康狀況亮起的紅燈，它們提示我們自己的身體已經產生了不良的變化，讓我們從中獲得警惕，及早發現疾病並加以治療，使我們的身體早日恢復往日的健康。

口味的異常感覺

往往是全身疾病在口腔局部的反映。

1.**口臭**：常見於牙周病、齲齒、口腔潰瘍；口臭與消化機能失調也有關，這種患者唾液成分呈酸性，有利於細菌的繁殖，導致口臭。

2.**口甜**：是由於消化系統功能紊亂，導致各種酶的分泌異常，唾液中澱粉酶含量過多，舌部味蕾受到刺激而產生的甜味，此症多見

於糖尿病患者，肝病也有這種現象。

3. **口苦**：常見於急性炎病的病人，尤以肝膽疾病為多見，與膽汁的代謝失常有關。

4. **口酸**：常見於胃炎和消化性潰瘍的病人，與胃酸分泌過多有關。

5. **口淡無味**：多見於脾胃虛寒、久病不癒的人，外感風寒也會出現口淡無味的現象。

疲勞感

疲勞本身是身體向大腦亮起的紅燈。由於體力或腦力勞動時間過久，乳酸卻在急劇增加使人產生疲勞感。只要這時進行有效的休息，代謝廢物就會排除體外，疲勞感頓消。所以，疲勞是人體自我保護的訊號系統所起的一種保護性作用。而不正常的疲勞感可能是一些疾病的早期症狀。比如糖尿病、心肌梗塞、貧血以及病毒性肝炎等。對於病理性的疲勞就不可以掉以輕心，應儘早去醫院診治。此外，疲勞還可能是運動不足體能下降以及營養不良、作息不規律、精神抑鬱的標誌。

運動中應注意的異常感覺

1. 若發生持久或短暫的頭暈，不應勉強活動，尤其是中老年人，應停止活動，就醫診療，特別要側重於心血管系統和頸椎方面檢查。發生頭痛時，應停止活動，因為神經、心腦血管系統功能可能出了問題。

2. 激烈運動後，暫時不想吃飯，休息後食慾好，是正常現象，如果長時間不想吃飯而且厭食則為消化系統功能不正常。

3. 剛開始活動的人，長久停止活動而又恢復活動的人或變換新的活動內容，都會引起某部位肌肉酸痛，此屬正常現象。但如果發生在關節或關節附近疼痛並有關節功能障礙，就屬異常現象，應停止活動，檢查關節有無疾病。同時還要注意麻、腫等異常感覺。

人體疾病十大警報

◎**不明原因的體重下降**

體重無故下降，說明體內出現了嚴重的問題，也可以看作是身體的一種「入不敷出」的表現，這種情況常出現在癌症、糖尿病、肺結核、肝炎、甲狀腺亢進或憂鬱症等疾病的過程中。

◎**血尿**

尿中帶血，預示著腎臟或膀胱可能有某種疾病；如果是女性陰道出血，那麼有可能是尿道癌或子宮癌。

◎**視覺重影**

有的人會發現自己視線裡出現重疊的影像，而且逐漸加重，這說明可能有白內障、偏頭痛、腦部血管變窄、眼部肌肉衰弱或其他眼疾。有時，重影的突然出現，也可能是中風的前兆。

◎**長時間咳嗽**

如果咳嗽只在早晨，而白天時相對平靜，那只是支氣管方面的問題，但如果入睡或晨起時，都在不停的咳嗽，那可能是心臟衰弱的一種表現。如果在勞動之後咳嗽，就應該注意心臟或肺部方面的問題。

◎**經常性頭痛**

高血壓病人嚴重時會出現經常性頭痛，即使服止痛藥也不能消除；如果頭痛躺下時反而加劇，要當心是不是有腦腫瘤危險。不過，偶爾腸胃不適也會導致頭痛。

◎**一般的暈眩**

這大都由於疲勞、悶熱、細菌感染，或對某種食物有敏感反應引起。但嚴重的暈眩，可能與癲癇症或動脈血管變窄有關。

◎**胸部悶痛**

這是一個比較普遍的現象，不過也不要輕視，因為這可能是心臟的問題，是猝發性心臟衰竭的先兆。

◎便秘

普通的便秘2～3天就會恢復，超過三個星期，要注意甲狀腺分泌不足及直腸腫瘤的可能。如果嚴重腹瀉兩日不止且原因不明，可能是腸道受細菌感染或某種食物中毒。

◎皮膚出現疹塊

皮疹奇癢而出現灼痛感，而且長期不消退，需要擔心是否患上皮膚癌。

◎身體腫塊

身體出現硬塊，可能是良性的，但也可能是惡性的。不過女性乳房出現軟塊時，特別是兩邊乳房都有時，可能只是乳房炎囊腫，並非乳癌。

Part 1

學會自我檢查 Chapter Two

不易覺察的10個隱性訊號

　　人體訊號有顯性與隱性之分，隱性的人體訊號不易察覺，需要細緻的觀察。在日常生活中仔細地觀察一下自己，你有沒有以下症狀？

1. 剛過而立之年，便出現「將軍肚」或「啤酒肚」，千萬別認爲這是自己福相的表現，這正是高血脂、高血壓及狹心症的先兆。
2. 近期頭髮掉得厲害，呈現一小片一小片的掉髮（醫學上稱斑禿），甚至年紀輕輕已「聰明絕頂」（早禿）了。這是壓力過大或精神長時間緊張的症狀。
3. 女性40歲便進入更年期、男性過早性功能衰減。
4. 記憶力減退得厲害，遇見熟人也記不起他的名字及稱呼。
5. 心算能力低下，簡單的加減乘除也要借助計算機。
6. 經常感到頭暈、目眩、耳鳴和頭痛，而上醫院醫生又查不出具體的毛病。
7. 做什麼事都不能集中精力，效率低下。
8. 睡不安穩，稍有風吹草動就醒，醒後感覺周身疲憊。
9. 常有悲觀和失落情緒，並且還容易發怒。
10. 經常跑廁所，頻頻排尿或排便。代表腎氣不足或腸胃有問題。

NOTE ◄

如果你發覺自己有上述這些「隱性訊號」，說明你已處於「健康危機」之下，疾病已經離你不遠。醫學專家對此的建議是：儘快調整生活，多參加體育運動和休閒活動，為強身健體多「充電」。

重大疾病的早期訊號

有病越早治，效果越好。因為關鍵在於儘早診斷，只要大家提高警覺，善於覺察疾病的早期訊號，及時就醫，往往會為早診早治爭取到寶貴的時間。本書僅列舉幾個重大疾病的早期訊號和一些不同部位出現的疾病早期訊號綱要，以供參考。

狹心症

好勝與性情急躁的人發生以下情況，更應懷疑是否患了狹心症，應及早到心臟內科檢查確診。

1. 胸部中央（胸骨後面）長期有受壓迫及絞痛的感覺。
2. 疼痛有逐漸擴展到肩部、手臂、頸部之趨勢。
3. 除了胸痛、胸悶等不舒服感覺外，還伴有出汗、心慌不寧。
4. 噁心、嘔吐及氣促。在最初幾分鐘休息後，這些症狀會逐漸消失，但活動加多、工作略重，則會重新出現。
5. 經常做些喘不過氣的惡夢，並往往在夢中被憋醒或嚇醒。

中風（腦血管意外）

◎遠期先兆

1. 頭痛、眩暈或頭昏。
2. 肢體麻木、頭搖、口角顫動、下眼皮跳等。
3. 記憶力減退、健忘。

◎近期先兆

40歲以上的人在情緒急劇變化（如大悲、大怒、大喜）之後發生以下情況，更應有高度警覺：

1. 頭痛突然加重，用其他原因無法解釋，或由間斷性鈍痛變為持續性劇痛。一般認為頭痛、頭暈加重多為腦血栓的早期訊號，而劇烈頭痛伴噁心、嘔吐多為腦出血的早期訊號。

2.肢體麻木，或半側面部麻木，或舌頭麻木、口唇發麻，或一側上、下肢發麻，皮膚感覺異常。突然一側肢體活動不靈，或軟弱無力，時發時停。

3.暫時或突然出現說話困難（吐字不清、舌根發硬以致講話不靈）或喪失說話能力，或難以理解別人講話的意思。

4.突然出現原因不明的跌跤和暈倒。暫時性感覺眩暈加重或搖擺不穩。

5.精神改變，如個性突然變為沈默寡言、表情淡漠或急躁話多、煩躁不安，或出現短暫的判斷或智力障礙。

6.出現嗜睡狀態，昏昏沈沈，總想睡覺。

7.突然出現一時性眼花，視物不清，或自覺眼前一片漆黑，甚至突然失明，特別是單獨一隻眼出現異常，更有診斷意義。

8.鼻出血，特別是頻繁的鼻出血，常為高血壓腦出血的先兆。

NOTE

自查指甲微血管血液充盈時間有無延長。一般情況下，壓迫指甲末端使甲床由紅變白，放鬆壓迫後，甲床微血管應在0.5秒內充盈（由白變紅），若大於0.5秒，則應注意血液過稠，或血液循環狀況不良，容易發生腦血管意外。

惡性腫瘤

◎17個徵兆

1. **出現腫塊、迅速增大**：癌症是一種惡性增生，因此當皮膚、乳房、腋窩、腹股溝等處，如發現有不痛、不癢的硬塊，且很快增大時，就應當視為警訊，越是不痛的腫塊，就越應有高度警覺。

2. **慢性潰瘍、經久不癒**：身體各部位如有慢性潰瘍（四肢、口腔、胃及十二指腸等）經久不癒，就應注意有無癌變的可能，要及時進一步檢查。

3. **陰道流血、白帶增多**：年齡大的婦女，特別是停經後又出現陰道不規則流血、陰道分泌物（白帶）增多，要去婦科檢查。產後、流產後或葡萄胎後，又出現不規則流血者，應警覺有絨毛膜上皮癌的可能。

4. **乳房腫塊、單側無痛**：發現單側乳房內有無痛性腫塊，質地堅硬，邊緣不整，要想到乳癌之可能，尤其30歲以上的婦女、初次月經來得早的婦女，患乳癌的傾向較大。一側患過乳腺炎，或因乳頭內陷而不能哺乳者，則癌在該側的發生率較高。

5. **吞咽不暢、胸部悶脹**：進食後胸骨後面不適，有阻擋感，並持續性加重，是食道癌最常見、最典型的症狀，應及時去醫院詳查。

6. **肝區疼痛、反覆發作**：肝區持續脹痛，食慾不振，明顯乏力，或者原來患過慢性肝炎（特別是B肝），反覆發作，肝臟有增大趨勢，或者肝功能一直不正常、B肝表面抗原持續陽性者，應做詳細檢查，以排除肝癌可能。常飲酒者更應提高警覺性。

7. **嗅覺減退、鼻子出血**：單側鼻孔通氣不暢，或常出血，伴有嗅覺減退、鼻涕中帶血或偏頭痛，特別是晨起後自鼻咽部回吸咳出物中帶血絲者，是鼻咽癌的早期症狀，應及時請耳鼻喉醫生詳查。

8. **排便異常、大便帶血**：大便的習慣改變，無明顯原因發生大便中帶黏液、次數增多，或大便變細條狀，或大便表面有槽溝，或帶鮮血，應想到直腸癌。約有50%的直腸癌病人，經醫生觸診法即可觸到，其他的可做纖維結腸鏡確診。

9. **無痛血尿、間歇發作：**無痛性血尿是泌尿系統癌症的最常見表現，初期時症狀輕微，間歇發作，並發生在小便終了時。以後血量增加，甚至可成全血尿（如膀胱癌），也會發生頻尿、尿急等症狀。

10. **頭痛加重、視物不清：**顱內腫瘤常常引起頭痛，開始為間歇性發作，以後持續性加重，發作次數也日益增加。如顱內壓增高，可致噴射性嘔吐和視力障礙。

11. **聲音嘶啞、持續發展：**聲帶癌、喉癌都可導致聲音嘶啞，如持續性加重，藥物治療效果不好，又找不出其他原因，應及時請專科醫生診療。

12. **黑痣增大、顏色加深：**若原有黑痣發癢、隆起、變大、變硬、顏色加深，或毛痣脫毛，甚至潰破出血，都應警惕黑痣可能惡變為惡性黑色素瘤，應馬上診治。

13. **感染發熱、頻血出血：**發熱、貧血、出血是白血病的三大症狀，不管哪個年齡層的人，若發現不明原因的發熱（或伴咽痛）、貧血和出血（鼻、牙齦、皮膚等部位），應去醫院血液病專科檢查。

14. **長期吸煙、痰中帶血：**長期吸煙的人，若發現乾咳或痰中帶血，應該想到肺癌的可能。40歲以上的人，若痰中帶血，至少有1/4的人是為肺癌。長年用瓦斯做飯的家庭主婦（夫），近年也發現不少人患肺癌，與瓦斯中致癌物污染有關。

15. **上腹不適、固定隱痛：**上腹部不舒適，有固定部位的隱痛、嘈雜、悶脹，尤其伴有持續性食慾不振、消化不良症狀和原有胃潰瘍病史者，應警覺有無胃癌發生。

16. **無痛黃疸、日益加重：**有黃疸伴隨疼痛者多為膽道感染或肝炎，如為無痛性黃疸，且持續性加重（眼球、皮膚黃染、尿成濃茶水色），應警惕有無胰腺癌的發生。

17. **體重減輕、逐漸消瘦：**胃癌、肝癌、腸癌等多種癌症，最早常出現消瘦、乏力，若無其他原因可解釋時，則應想到潛伏期早期癌症的可能。

◎15種癌前病變

有15種臨床常見的癌前病變，極易轉化為癌症，應及早處理，防患於未然。

1. 老年皮膚角化症
2. 口腔或外陰黏膜白斑
3. 慢性潰瘍與瘻管
4. 突然顏色變深、增大、奇癢、脫毛、疼痛的黑痣
5. 乳腺囊性增生和乳腺導管內乳頭狀瘤
6. 鼻咽黏膜上皮重度增生
7. 食道炎後黏膜上皮增生
8. 經久不癒的胃潰瘍
9. 胃腸道多發性息肉和腺瘤
10. 萎縮性胃炎
11. 子宮頸長期重度糜爛
12. 隱睪
13. 葡萄胎
14. 包皮過長或包莖
15. 肝硬化

不同部位疾病的早期訊號綱要

頭頸部

◎頭痛、嘔吐、視力障礙 —— 腦瘤？

◎頭痛發熱、嗜睡 —— 腦膜炎、腦炎？

◎頭痛、頭脹、頭暈 —— 高血壓？

◎老年人「神經衰弱」、記憶力下降 —— 腦動脈硬化？

◎脾氣性格大改變、多疑、幻覺 —— 精神病？

◎看燈光時出現虹彩圈、頭痛、眼脹 —— 青光眼？

◎40歲以後視力下降，戴眼鏡也模糊 —— 白內障？

◎耳內疼痛、發熱 —— 中耳炎？

◎流黃膿鼻涕、持續不癒 —— 鼻竇炎？

◎反覆出現鼻涕帶血 —— 鼻咽癌？

◎自發性出現鼻出血 —— 出血性疾病、高血壓？

◎小兒口唇發紫，或活動後加重 —— 先天性心臟病？

◎頑固性、持續性聲音嘶啞 —— 喉癌？

◎消瘦、心悸、情緒易激動 —— 甲狀腺機能亢進？

◎頸、肩與上肢麻木疼痛 —— 頸椎病？

胸部

◎熱、胸痛、咳鐵鏽色痰 —— 大葉性肺炎？

◎咳嗽、咯血、低熱、消瘦 —— 肺結核？

◎喉部出現拉風箱聲、胸悶 —— 支氣管哮喘？

◎突然氣急、胸悶 —— 自發性氣胸？

◎長期咳嗽、多痰、動輒氣促 —— 肺氣腫？

◎單側乳房摸到無痛性腫塊 —— 乳腺癌？

◎哺乳婦女乳房脹痛 —— 急性乳腺炎？

◎吞嚥不順暢、食管內有異物感 —— 食道癌？

◎40歲以上的煙槍出現咳嗽、咯血、胸悶 —— 肺癌？

◎排除了植物性神經功能失調或藥物引起的早搏（期前收縮）——心臟病？

◎幾秒鐘即過的心前區痛——心絞痛？

◎20分鐘以上持續心前區劇痛——心肌梗塞？

◎頻發而加重的心絞痛發作——心肌梗塞？

◎感冒後胸悶、心悸不安——病毒性心肌炎？

◎高血壓病史長，出現心慌氣短——高血壓性心臟病？

◎老年慢性支氣管炎病人出現心慌氣短——肺原性心臟病？

◎風濕熱風濕關節炎反覆發作病人出現心慌氣短——風濕性心臟病？

◎心臟病人下肢水腫，並出現夜間胸悶，迫使坐起呼吸——心力衰竭？

腹部

◎白天餓時上腹痛、半夜疼醒，服制酸胃藥即減輕——胃潰瘍？

◎中老年人突然出現胃部隱痛，或老胃病久治無效——胃癌？

◎噁心、乏力、食慾減退（或伴有眼球發黃、尿為深茶色）——肝炎？

◎老肝病出現手掌魚際發紅（硃砂掌）——肝硬化？

◎肝硬化、重度肝炎病人出現性格改變、行為異常、症狀加重——肝性昏迷？

◎肝硬化或慢性肝病持續性肝區痛、肝腫大——肝癌？

◎進食油膩（油炸雞蛋等）誘發右上腹痛——膽囊炎？

◎反覆發作膽絞痛，尤其40歲以上肥胖婦女——膽囊炎？

◎間歇發作的中上腹痛——膽道蛔蟲症？

◎暴飲暴食後引發中上腹劇痛，伴有後背痛——急性胰腺炎？

◎消化性潰瘍病吐隔夜酸臭食物——幽門梗阻？

◎嘔吐咖啡色物或排泄柏油樣黑便——上消化道出血？

◎排鮮紅血便——下消化道出血？

◎中上腹轉移到右下腹的持續性腹痛，伴有噁心——急性闌尾炎？

◎大便習慣改變、外形改變、便血——腸癌？

◎夜間肛門發癢——蟯蟲病？

◎停經、噁心——懷孕的先兆？

◎停經、腰酸、陰道出血 —— 流產的前兆？

◎停經、下腹劇痛、蒼白、冷汗 —— 子宮外孕？

◎胎動減慢或消失 —— 胎兒缺氧窘迫臍帶繞頸？

◎中年婦女月經過多 —— 子宮肌瘤？

◎不規則陰道流血或血性白帶 —— 子宮頸癌？

◎外陰瘙癢伴泡沫性白帶 —— 滴蟲性陰道炎？

◎感冒後突然尿發紅、眼皮浮腫 —— 急性腎炎？

◎頻尿、尿急、尿痛 —— 尿道感染？

◎40歲以上無痛性血尿 —— 泌尿系統腫瘤？

◎多在活動後突發腰腹絞痛性血尿 —— 尿道結石？

◎老年男子排尿不暢 —— 前列腺肥大？

◎兒童陣發性臍周腹痛 —— 腸蛔蟲症？

四肢關節

◎對稱性指（趾）關節腫大，變形伴有疼痛 —— 類風濕性關節炎？

◎走竄性關節腫痛 —— 風濕性關節炎？

◎中年人半夜單個足趾腫痛 —— 痛風？

◎流膿的傷口經久不癒 —— 慢性骨髓炎？

◎肩痛（有時半夜痛醒）、肩部活動時加重 —— 肩關節周圍炎？

◎腰痛並向臀部及下肢輻射，彎腰時加重 —— 坐骨神經痛？

◎下背痛，活動後減輕 —— 強制性脊椎炎？

◎煙槍走路時間一長即足痛，休息則減輕，再走又痛（間歇性跛足） —— 血栓閉塞性脈管炎？

◎老年人（尤其婦女）膝足痛服藥無效，並易發生骨折——骨質疏鬆症？

◎50歲以上手做動作時發生顫抖 —— 老年性震顫麻痺？

◎50歲以上，靜止時手指震顫，呈搓丸模樣，而在做動作時減輕 —— 帕金森氏症？

其他

◎不明原因高熱、蒼白和皮膚黏膜出血（牙齦出血）—— 急性白血病？

◎不明原因貧血伴有多處骨骼疼痛 —— 多發性骨髓瘤？

◎異乎尋常的高、矮、胖、瘦 —— 內分泌疾病？

◎有糖尿病家族史的肥胖者出現此起彼伏的皮膚癤腫，或發生視力
減退，或過早患白內障及眼底病變 —— 糖尿病？

◎進入老年期後（更年期）發生經常性突然臉紅、身熱、胸悶、心慌、
出汗、情緒變化（煩躁、不安、害怕）、失眠 —— 更年期綜合症？

◎用藥後（如新諾明等磺胺藥）出現皮疹 —— 藥物疹？

◎噴灑農藥時出現頭暈、噁心、多汗 —— 農藥中毒？

NOTE

上述疾病的早期訊號只是個很粗略的提示，以便引起警惕，但並不意
味著就是患了某種病，很可能是「亞健康狀態」，故不必「草木皆兵」而
驚慌，防止患上「恐病症」、「恐癌症」等心理疾病的最妥善的辦法，就
是馬上到醫院做全面詳細的檢查。

學會觀察身體變化

來自臉上的健康訊息

臉，是一個人的門面，也是一個人健康最明顯的表現。當你感到不適時，不防觀察一下自己的臉，也許透過你的臉，就會發現很多關於疾病的警示。

◎耳朵代表腎的狀況，如果耳廓呈紅色或紫色說明循環不好。

◎下眼瞼代表循環系統的狀況，正常情況下應該呈肉粉色，如呈白色，則是貧血的典型徵兆。

◎面頰代表肺部情況，如顯綠色說明有肺癌的危險；呈褐紅色則是高血壓癥象。

◎前額代表腸和膀胱的情況，如果斑點過多或者皺紋太深都代表進食太多。

◎嘴部代表消化系統的情況，上嘴唇代表胃部，下嘴唇代表腸部，下嘴唇腫脹可能會有便秘症狀。

◎兩眉之間代表肝和膽囊的狀況，兩眉之間如有豎紋說明脂肪攝取量過大。

◎鼻峰代表脾、胃、胰的狀況，如鼻峰處有斷裂狀的靜脈可見則說明身體內的血糖水平不穩定。

◎鼻尖代表了心臟的情況，鼻尖呈紅色或紫色可能是血壓偏高或食物中鹽和酒精攝取過多。

看汗識健康

正常人每天約排出500至1000ml的汗液，夏季可超過1500ml。如果汗腺停止排汗或出汗過多，均屬不正常。

中國古代醫學就非常重視觀察汗液的情況，《素問宣明五氣》中提到，汗是津液的一種，與鼻涕、眼淚、口水和唾液共稱為五液，汗亦被稱為心液，而心主血，因此有汗血同源一說。

◎**出汗量**

無汗：又稱閉汗，是指身體局部或全身汗腺減少或不產生汗液。患者多半曾患有皮膚病（如銀屑病、硬皮病等），令毛孔閉塞，以致無汗。另外，若身體新陳代謝紊亂，亦可能會無汗。老人家活動量減少、排汗較少，則另當別論。

多汗：多汗是指在恒溫或靜態情況下，仍大量出汗。如兼有心悸、食慾亢進、情緒波動，可能是甲狀腺機能亢進；如兼頭暈、乏力、饑餓，可能是血糖過低及肝功能欠佳。此外，某些重金屬如鉛、汞、砷中毒，也可能會有多汗現象。

◎**出汗時間**

自汗：如果白天在沒有勞動、穿厚衣或高溫的情況下汗流不止，稱為自汗。這往往反映一個人體質比較虛弱，身體因失卻固攝力而不自覺地流汗，常表現為精神不振、氣短、怕冷。

盜汗：指睡覺時，特別在半夜或黎明時分，胸部、背部、大腿等地方出汗，出汗量也比較多，常常濕透衣服，醒來以後反而沒汗。如果伴有低熱、臉頰潮紅、手心發熱，口乾等症狀，可能是肺病的癥象。

◎**出汗部位**

頭汗：如果頭面部出汗比較多，往往反映肝以及胃的功能不好，假如還有四肢發冷、氣短的現象，就更是體質虛弱的一種表現。若是重病患者突然滿頭大汗，那麼是很危險的徵兆，應該馬上向醫生求助。

手足汗：緊張時手腳出汗是正常的，但如果不是這樣的原因就經常兩手潮濕和冰冷，大多因為身體狀態差，須加注意。

五種不正常尿色

正常人的尿液是無色或淡黃色的。如果尿色出現變紅、發白等異常變化，常提示體內患有某些疾病，應及時到醫院檢查。

◎紅色尿

尿色變紅是因為尿裡面有大量的紅血球，醫學上也稱血尿，這提示泌尿系統及其鄰近器官可能發生病變。

◎白色尿

白色尿多數是由大腸桿菌引起的泌尿系統感染引起，如腎盂腎炎、膀胱炎、腎膿腫、尿道炎等。白色尿還可見於絲蟲病患者。

◎黃色尿

尿液呈深黃色，並帶有一定的黏稠性。這是尿液中混入大量的膽紅素，常見於肝膽系統疾病的患者。

◎黑色尿

較少見，常發生於急性血管內溶血的病人，如惡性瘧疾病人，醫學上稱黑尿熱，是惡性症疾最嚴重的併發症之一。此外，黑色素瘤患者也可能出現黑色尿。

◎藍色尿

因診斷或治療需要注射美藍針劑或口服氨苯蝶啶時，會出現藍色尿，但停藥後即可恢復正常。

觀「便」查健康

一般人都認為糞便是人體機器「運動」後的「廢物」，又臭又髒，看都不願多看一眼。殊不知，糞便也是身體健康的一個指標，很多醫生在診治的時候，總會關心病人大便的情況。

◎水樣便（或粥樣便）

如果患上腸道傳染病、細菌性食物中毒、消化不良時，都會出現大便不成形，甚至就如混水一般，這主要由於腸蠕動加快，大量水分伴隨著不完全消化的食物一同排出的緣故。

◎鮮血便

有的成人大便中含有新鮮血液，這主要是由於下段消化道出血引起，如結腸癌、腸息肉、痔瘡、肛裂等，直腸附近黏膜血管豐富，大便乾燥、秘結時也容易損傷小血管引起破裂出血。至於血液的新鮮度，也可以反映出血位置距離肛門的遠近。

◎黏液膿血便

如果腸道下段有炎性疾病，像細菌性痢疾、致病性大腸桿菌腸炎或潰瘍性結腸炎等，這樣病人的大便中常含有黏液、少量膿和血。在細菌性痢疾時還有另一個特徵是病人每天排便可達十幾到幾十次，大便前常有陣發性肚子痛，便後總有排不乾淨的感覺。

◎柏油樣便

我們可以看到有的大便呈黑褐色，像一塊「黑柏油」，提示病人上消化道有中等量（60～100毫升）以上的出血，最常見的是胃、十二指腸潰瘍出血、肝硬化時的食道下段靜脈曲張出血，這些血液流到腸腔內經腸液作用分解破壞，從而使大便變成黑色。

◎白陶土樣便

如果不是出現在鋇餐造影後，那就要考慮膽管受壓、阻塞性黃疸等，由於總膽管完全阻塞、大便因缺乏糞膽素而呈灰白色，似白陶土樣。

◎淘米水樣便

這種大便比較少見，主要出現於霍亂或砷中毒時。由於身體在短時間內喪失了大量腸液，因此排出的腸液中缺少有色物質膽色素成分而使大便呈淘米水樣。

◎細條狀便

扁平的帶狀長條狀大便往往提示腸管下端狹窄，如直腸癌或直腸息肉、肛門狹窄。

面部斑點與健康隱患

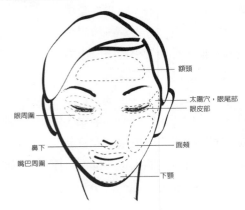

額頭

太陽穴，眼尾部
眼皮部

眼周圍

鼻下
面頰

嘴巴周圍

下顎

愛美的女性常常為「痘」驚狂，實際上有些「痘痘」不僅與美麗有關，還與健康息息相關，有些斑點還可能是某些疾病的徵兆。

- **髮際邊斑點：**多見於婦科疾病，如女性激素不平衡、內分泌失調等。
- **額頭斑點：**提示是否存在性激素、腎上腺皮質激素、卵巢激素異常的現象。
- **太陽穴、眼尾部斑點：**在甲狀腺功能減弱、妊娠、更年期、神經質及心理受到強烈打擊的時候，會出現這樣的斑點。
- **眼周圍斑點：**多見於子宮疾患、流產過多及激素不平衡引起的情緒不穩定者。
- **眼皮部斑點：**多見於妊娠與人工流產次數過多及女性激素不平衡者。
- **面頰部斑點：**多見於肝臟疾患，更年期老人、腎上腺機能減弱者面部也有顯現。
- **鼻下斑點：**多見於卵巢疾患。
- **嘴巴周圍的斑疤：**常見於進食量過多者。
- **下顎斑點：**見於血液酸化、白帶過多等婦科疾患。

透過指甲看健康

　　小小的指甲，也是人體健康的一面鏡子。正常指甲紅潤、堅韌而呈弧形，平滑有光澤，指甲根部有個半月型的「小太陽」。如果指甲形狀或顏色出現變異，說明人體很可能患了某種疾病。

◎指甲的形狀

1. **指甲扁平、凹陷。**可能是缺鐵性貧血、低色素性貧血和淺色小細胞性貧血的徵兆。

2. **指甲呈鸚嘴狀，指端如鼓槌。**多見於先天性心臟病伴有紫紺、風濕性心臟病、慢性心力衰竭和肺膿腫、肺氣腫、矽肺、慢性纖維性空洞型肺結核、慢性潰瘍性結腸炎等症。

3. **指甲出現橫紋。**是腎病或心肌梗塞發病的先兆；出現縱紋，是肝病的先兆；出現內陷坑紋則是呼吸功能不好。

◎指甲的顏色

1. **指甲變白。**大都由於失血、休克；如果時間比較長，則因為貧血、鉤蟲病、消化道出血、肺結核晚期、肺源性心臟病等疾病造成；倘若白得像毛玻璃一樣，可能預示肝硬化的嚴重程度。

2. **指甲變黃。**大都因為缺乏維生素E，見於甲狀腺機能減退、胡蘿蔔血症、腎病綜合症等。

3. **指甲變灰。**患有甲癬。

4. **指甲變紫伴有紅色小刺。**提示可能缺氧。

5. **指甲半紅半白。**腎功能不好。

6. **指甲出現白點或絮狀白斑。**可能是缺鋅或胃腸道有病或貧血。

7. **出現黑斑或青斑。**中毒的表現。

8. **指甲周圍出現紅斑。**多見於紅斑性狼瘡和皮膚炎患者。

◎「指甲半月」形狀

1. 呈現藍色，代表微循環不良。

2. 明顯發紅，是心力衰竭的表現。

3. 如果指甲半月沒有或窄小者，表示消化差。

脾氣突變要擔心

常言道，「江山易改本性難移」。可是有時候一個人的脾氣也會在突然之間發生變化，如果此時沒有其他外界的情感變故，那麼就應該考慮是不是有疾病先兆，導致脾氣改變的疾病也不少，最常見的主要有以下幾種：

◎ **精神分裂症**

脾氣改變若發生在青壯年尤其是青年人身上，首先應考慮患精神病，而最常見的又是精神分裂症。病人的主要表現是：情感淡漠，對周圍的人和事漠不關心；意識清楚，但思維紊亂，講話內容缺乏內在聯繫等。

◎ **慢性疾病**

常見的有：肺心病——出現幻覺，言語錯亂或行為反常等；肝硬化——出現煩躁、易怒甚至毀物、打人等粗暴行為。

◎ **慢性酒精中毒**

長期較大量地飲用烈酒，如出現性格改變，冷漠、粗心、對工作和生活無興趣，同時智力明顯下降，有可能是慢性酒精中毒。

◎ **中毒性精神病**

長期服用一些藥物，如阿托品、溴化物、異煙、腎上腺皮質激素等，以及某些含重金屬（鋁、汞）的化學物品，如果出現性格、行為的改變等現象，應考慮到中毒性精神病。

◎ **老年性癡呆**

如果是60歲以上的老年人，在記憶力下降之後，發現其性格變得主觀、固執、急躁、喜怒無常、自私、多疑、常常為生活小事而爭吵，和家人處不來時，甚至蠻橫無理或行為古怪，幼稚或愚蠢，讓人啼笑皆非，難以捉摸。這時要想到老年人最常見的疾病——老年性癡呆。

◎ **更年期綜合症**

如果更年期婦女出現性格改變，變得急躁、好生悶氣、好挑剔，或抑鬱、焦慮不安，或合併有乏力、失眠、多汗、心悸等神經失調症等，應想到更年期綜合症。

學會測量——自我檢查第一步

身體自測

　　這也是自我健康檢查的一項基本技能，自測範圍除了前面說的脈搏、體溫、血壓外，還有身高、體重、三圍，雖然工具僅僅只是一條軟尺和一個體重計。但測量方法簡單易行，有利於時時監測，這些資料反映了身體的基本情況，可以讓你時刻掌握自己的「健康動向」，以便「有的放矢」地安排合理的訓練計劃，積極地健身運動。

◎測身高和體重

　　身高、體重是人外形的兩大指標，正常人的身高和體重之間是有一定關係的，粗略地說，身高（cm）—105=標準體重（kg）。實際體重超過標準體重10%屬偏胖，這時你就要控制飲食、加強鍛練，倘若放任不管就會形成過度肥胖，那麼不僅身材失調還可能導致呼吸、心跳以及各器官失常，最終引起多種現代病的發生；如果實際體重低於標準體重10%，則說明你偏瘦弱，需要加強肌肉鍛練，以促進消化吸收系統的功能，同時加強營養，適時多食根莖食物及糧食、瘦肉、魚、蛋類，同時注意少量多餐。

◎測量身體周長

　　身體的周長主要是指胸圍、腰圍、上臂圍、腕圍、大腿圍、膝圍、小腿圍等，將這些體圍測量下來後，你就可粗略地知道自己的體形好壞。通常評價一個人體形均衡發展及優美程度可用體圍均差值表示。

心臟功能、呼吸功能、肌肉強健程度測試

　　這些指標標誌著一個人的反應和應變能力，是生命力的標誌。經過以下幾方面的自我測試，可從各個側面對自身健康狀況有個大致的了解。但要說明，由於各自情況大不一樣，所得資料僅供參考。

◎心臟功能測試

在1分鐘時間裡，向前弓背彎腰20次，前傾時呼氣，直立時吸氣。彎腰之前先測試記錄自己的脈搏，在做完運動後立即再測試自己的脈搏，運動結束1分鐘後再測，而後將此3次測量資料相加，減去200，除以10，如所得數為0～3，顯示心臟功能極佳；3～6良好；9～12較差；12以上請立即就醫。

◎屏氣測試

先深吸一口氣，然後屏氣，時間越久越好，再慢慢呼出，測量呼出時間。一個20歲、健康狀況甚佳的人，最大限度屏氣時間可持續90～120秒，呼出時間在3秒左右。

◎體力、腿力測試

如果一步邁兩臺階，而且能快速登上5層樓，說明健康狀況良好；一級一級登上5層樓，沒有明顯的氣喘現象，健康狀況不錯；如果氣喘吁吁，呼吸急促，為較差型；登上3樓就又累又喘，意味著身體虛弱，應到醫院進一步查明原因，切莫大意。

◎肌肉測試

在地上或床上做仰臥起坐，姿勢必須標準，雙腿壓住，雙手交叉，置於胸部，抬起上半身向前傾，使手碰到雙腳。1分鐘為限，以下面的成績做為參考：

年　　齡	次　　數
20歲	45～50次
30歲	40～45次
40歲	35～40次
50歲	25～30次
60歲	15～20次

Chapter3 了解化驗

化驗，大概是每一個到醫院檢查的人必不可少的專案，從醫學上說，是指對採自患者的體液或組織標本，用實驗技術進行分析、檢查和驗證，為臨床診斷和治療提供依據。

中醫中提倡的「望、聞、問、切」，而其中的「聞」就包含著化驗的意蘊。早在唐朝時，我國的中醫就從尿液的顏色和氣味來分辨疾病，可謂是醫學檢驗的端倪和嘗試。17世紀英國科學家虎克發明了顯微鏡，揭開了微觀世界的奧秘，為現代化驗開端提供了物質條件。然而此後一直到20世紀初都沒有獨立的化驗室，只在生理、化學研究室兼做一些簡單的化驗，如尿蛋白的檢查、尿糖和血糖測定等。隨著醫學科技的不斷發展，化驗的內容逐漸拓寬和深化。尤其是近20多年來，由於電子技術、電腦技術、分子生物學、生物醫學工程等的飛速發展，化驗領域的變化日新月異，已從化學定性的篩選實驗發展到高精密度的定量實驗；從手工操作發展到高度自動化分析，使醫學檢驗學成為發展最迅速、應用尖端技術最集中的學科之一。

就診時，醫生常會根據你的症狀、體癥開出化驗單，讓你去化驗，而這些化驗結果及其他診斷工具對於疾病診斷起到了至關重要的作用。因此，化驗是醫療工作的尖兵，不僅能夠明察秋毫，幫助我們「知己知彼、百戰不殆」還能評價藥物的治療效果，了解某些疾病的來龍去脈。

血液檢查

血液──人體生命的表徵

人類可以有很多膚色，但只有一種血液的顏色，鮮紅的血漿奔流在體內，塑造了生命的根基。俗話說：「一滴水能夠反映出太陽的光輝」，而一滴血液則能夠反映出人體的健康狀態。血液約佔人體體重的7％～8％，在全身長達1億多公尺的血管中，有4～5公升（L）的血液在不停的奔流。血液是由血球、白血球、血小板組成，約佔血液的40％左右，其餘的就是血漿。血漿是複雜的膠體溶液，組成十分恆定，其中水分佔總量的91％～92％，而固體成分僅佔8％～9％，包括各種蛋白□抗體、酶、凝血因數等生物活性物質□、無機鹽、激素、維生素和代謝產物等。

血液循環是人體交通運輸的命脈，又是一個人全身健康與否的重要樣本，血液透過循環系統與全身各個組織器官密切聯繫，參與身體的呼吸、運輸、防禦、調節體液滲透壓和酸鹼平衡等各項生理活動，維持身體正常新陳代謝和內外環境的平衡。一旦身體某個器官發生了病變，就能直接或間接地影響到血液成分的質和量。血液中白血球數量和各類白血球百分比的改變對身體各組織器官的感染性炎症和其他問題都會有所反映；血液中各種成分的改變也帶來了身體各部分功能和病理變化的資訊。因此，血液化驗是體檢中非常重要的一部分。

此外，化驗血液不僅對活著的人有重要意義，對死去的人也同樣有重要的應用價值。多年前在長沙出土的西漢女屍，距今已有二千多年，人們仍然能夠從各種蛛絲馬跡中檢查到她的血型為A型；此外，透過特殊的技術還可以幫助人們偵破複雜的案件，法醫可以透過對罪犯遺留下的一點點血液或其他體液痕跡的檢驗，判斷案件的性質，使罪犯原形畢露。

◎紅血球能告訴我們什麼？

紅血球計數（RBC）的正常值：

成年男性	（4.00～5.50）×10^{12}/L	（450萬～550萬）/mm^3
成年女性	（3.50～5.00）×10^{12}/L	（350萬～500萬）/mm^3
新生兒	（6.00～7.00）×10^{12}/L	（600萬～700萬）/mm^3

　　紅血球是血液中的主要成分，它帶來氧氣帶走二氧化碳，對於身體起著至關重要的作用。如果紅血球處在病理狀態，身體也會相應的出現一些明顯的疾病體癥。

　　增高：一是相對性增高，二是絕對性增高。相對性增高常常是由於脫水造成的，比如劇烈嘔吐、嚴重腹瀉、大面積燒傷、大量出汗、多尿和水的攝入量顯著不足的患者。絕對性增高與組織缺氧有關，如慢性肺源性心臟病、發紺性先天性心臟病，慢性一氧化碳中毒，登山病等。

　　減少：一是生理性減少，二是相對性減少。生理性減少主要由於身體的造血功能的下降，例如老年人由於骨髓造血功能逐漸減低，3個月的嬰兒至15歲的兒童，因生長發育速度快而致使造血原料供應相對不足。病理性減少主要由於病理性骨髓造血功能衰退，如再生障礙性貧血，骨髓纖維化等伴發的貧血；或者造血物質缺乏或利用障礙引起的貧血，如缺鐵性貧血、鐵幼白血球性貧血、葉酸及維生素B_2缺乏所致的巨幼細胞性貧血。此外，紅血球膜、酶遺傳性的缺陷或外來因素造成紅血球破壞過多導致的貧血：如遺傳性球型紅血球增多症、地中海貧血等。各種原因引起的失血如外傷或手術造成的急性失血，消化道潰瘍、鉤蟲病等原因引起的慢性失血均可導致紅血球減少。

◎血紅素能告訴我們什麼？

血紅素（HGB/Hb）的正常值：

成年男性	137～179g/L	13.7～17.9g/dl
成年女性	116～155g/L	11.6～15.5g/dl
新生兒	170～200g/L	17.0～20.0g/dl

與紅血球計數結果有著異曲同工的作用，一般情況下血紅素的升高或降低與紅血球數量變化呈一定的正相關。

生理性增高的原因主要有居住在高原地區，或者飲水太少或出汗太多，排出水分過多也可導致暫時性的血液濃縮。病理性升高常出現在嚴重嘔吐、腹瀉、大量出汗、大面積燒傷患者、尿崩症、甲狀腺功能亢進、糖尿病酸中毒等。慢性心臟病、紫紺型先天性心臟病等因為組織缺氧，血液中紅血球和血紅素量呈代謝性增加。某些腫瘤，如腎癌、肝細胞癌、子宮肌瘤、卵巢癌、腎胚腫瘤等也可使得紅血球生成素呈非代償性增加，導致上述結果。

生理性減少的原因與紅血球生理性減少大致相同。病理性出現在：①骨髓造血功能障礙，如再生障礙性貧血、白血病、骨髓瘤、骨髓纖維化引起的貧血。②慢性疾病，如感染、炎症、惡性腫瘤、尿毒症、肝病、風濕病、內分泌病等造成或併發的貧血。③造血物質缺乏或利用障礙造成的貧血，如缺鐵性貧血、鐵幼白血球性貧血、巨幼細胞性貧血等。④紅血球破壞過多造成的貧血，如溶血性貧血、地中海貧血、異常血紅素病、陣發性睡眠性血紅素尿、免疫性溶血、機械性溶血等。⑤各種急性創傷失血、大手術後的慢性失血等都是造血紅血球和血紅素降低的因素。

◎**紅血球中的鐵含量能告訴我們什麼？**

鐵，是紅血球完成生理機能不可或缺的成分，在普通的血液報告單上，正常的細胞外鐵一般為+～++；鐵粒幼紅血球的正常範圍為19%～44%，以I型為主，少數為II型。在一些病理狀態下，患者會出現鐵含量的異常。

細胞外鐵明顯減少或消失，鐵粒幼紅血球減少、鐵粒有色淺淡，提示可能有缺鐵性貧血。如果細胞外鐵增多，鐵粒幼紅血球也增多，那麼很可能是非缺鐵性貧血，如巨幼紅血球性貧血、溶血性貧血等。在鐵粒幼紅血球性貧血症患者的血液中還可以見到鐵粒幼紅血球增多，並有環形鐵粒幼紅血球。其他疾病如感染、肝硬化、慢性腎炎、尿毒症及多次輸血後，也會使細胞外鐵有所增加。

◎白血球能告訴我們什麼？

白血球計數（WBC）的正常值：

成年男性	（3.5～10）×109/L	3500～10000/mm3
新生兒	（15～20）×109/L	1500～20000/mm3

　　白血球是人體內的「忠誠衛士」，它的數量和質量反映出體內防禦機制的工作狀態。正常的人體白血球在不同時候也會有所變化，比如新生兒的白血球數較高，成人相對低。一般安靜時白血球較低，活動和進餐後較高；午後高於凌晨，一日之內白血球的最高值與最低值之間可相差一倍。在腦力勞動或體力勞動、冷熱水浴、日光和紫外線照射之後白血球都會有所升高。但有些變化就不在正常之列，它顯示出身體的某種疾病狀態。

(1)病理性增多：在急性感染、急性中毒、急性大出血的時候體內免疫系統被調動起來，製造出大量的白血球，使血中白血球含量迅速增高。此外，白血球不正常增加還可能是白血病或其他惡性腫瘤的徵兆。

(2)病理性減少：再生障礙性貧血或者自身免疫性疾病，白血球會相應的減少。還有一些特殊的感染如傷寒、副傷寒桿菌感染或某些病毒、瘧原蟲感染，不但白血球不增加，反而會減少。身體長期接觸放射線及接受放療、化療的患者，因抑制骨髓細胞的有絲分裂而致使白血球減少。

◎淋巴細胞能告訴我們什麼？

淋巴細胞（LY）正常值	0.20～0.40（20%～40%）

　　淋巴細胞是白血球家族的一個分支，它的增多常見於一些感染性疾病，如麻疹、風疹、水痘、流行性腮腺炎、傳染性單核細胞增多症、病毒性肝炎等。還有某些血液病如淋巴細胞白血病、淋巴瘤、白血球減少症等以及器官移植術後的排異反應期，也會引起淋巴細胞計數的上升。

　　淋巴細胞減少常見於：應用化學藥物，如腎上腺皮質激素治療期或接觸放射線及放射治療期，免疫缺陷性疾病及某些傳染性的急性期等。

◎白血球分類能告訴我們什麼?

　　白血球分類指的是在顯微鏡下仔細辨認每個白血球的形態後做出的分類結果。現在使用一些比較先進的血液細胞分析儀也能很快給白血球做基本的分類。白血球分類計數的臨床診斷比較複雜,我們在這裡僅介紹一下分類的正常比例,如果出現了嚴重的比例失調,應該馬上與醫生聯繫進行進一步的臨床診斷。

正常的狀況下白血球分類的比例:

中性杆狀核白血球（BAND）	1%～5%
中性分葉核白血球（NEU）	50%～70%
淋巴細胞（LY）	20%～40%
單核細胞（MONO）	3%～8%
嗜酸白血球（EOS）	0.5%～5%
嗜鹼白血球（BAS）	0%～1%

◎什麼是紅血球沈降率?

正常值	男性0～15mm/h	女性:0～20 mm/h

　　有時候,醫生會讓患者去做一種稱做「血沈」（ESR）的檢測,它是檢測紅血球比重的一種手段,這也是一項非常普及的檢查專案,雖然它不能單獨用於對疾病診斷,但適合於對疾病的發展和結果進行觀察,對某些疾病進行鑑別診斷。

　　正常人紅血球沈降率逐年遞增,所以老年人紅血球沈降率相對幼兒就要快些,而生理性貧血、孕婦和產婦（主要因纖維蛋白原增高和HCT減低所致）、劇烈運動和熱水浴都可使血沈加快,這些都屬於生理性變化,但是一些器質性病變的活動期如惡性腫瘤患者血沈會加快,而單純性良性腫瘤則不致增速,所以常以紅血球沈降率做為鑑別良、惡性腫瘤的一項篩選試驗。在嚴重創傷和大手術後的患者血沈會加快,心肌梗塞後3～4月血沈加快,並持續1～3星期。一些慢性疾病如風濕、類風濕、結核病等血沈會加快,而靜止期血沈正常。故觀察血沈動態變化,有助於監視病情發展和預後評價。

◎什麼是紅血球形態異常？

在每張血液檢查的報告單上都會寫著「紅血球形態正常」，那麼也就意味著紅血球形態也可能會出現異常，正常紅血球為雙面凹陷的圓盤狀，而在某些病理情況下會發生變化。常見的異常紅血球形態有以下幾種：

· **橢圓形紅血球**：常見於惡性貧血、巨幼紅血球性貧血及遺傳性橢圓形紅血球增多症。

· **球形紅血球**：主要見於遺傳性球形紅血球增多症，由於紅血球膜有缺陷，此類患者球形紅血球可達25%以上。若在血塗片中球形紅血球達25%，則有診斷價值。

· **靶形紅血球**：紅血球中心有一個明顯深染區，看上去像射擊用的標靶，也稱扁平紅血球，見於各種低色素性貧血如地中海貧血。

· **口形紅血球**：正常人血塗片中可偶見口形紅血球，彌散性血管內凝血及乙醇中毒時可見少量。遺傳性口形紅血球增多症患者血塗片中口形紅血球可達10％以上。

· **鐮刀狀紅血球**：形態如同鐮刀狀，多見於鐮刀狀細胞貧血，由於紅血球記憶體存在著異常的血紅素S（血紅素S病），在缺氧的情況下，使紅血球膜發生改變，形成鐮刀狀。

· **淚滴狀紅血球**：形如淚滴，多見於骨髓纖維化患者，海洋性貧血和溶血性貧血患者血液中也能發現淚滴狀紅血球。

· **紅血球形態不規則**：指紅血球形態發生各種明顯改變，即紅血球在血塗片中可呈梨形、棍棒狀、新月形、鋼盔狀、棘形、啞鈴形等異常形態改變。常見於巨幼紅血球性貧血，由於紅血球脆性增大，導致紅血球形態發生明顯改變。

尿液檢查

尿液——來自體內的自然訊號

尿液由腎臟生成，是身體的代謝產物，它透過輸尿管、膀胱排出體外。腎臟是尿液的「製造廠」，它就像體內的「廢水處理系統」，把體內有毒、有害的物質轉換後溶解在水中統統清出體外。此外，腎臟還兼有內分泌功能，在維持身體內環境穩定、保證新陳代謝正常方面發揮著極其重要的作用。

通常尿液為黃色液體，健康人日尿量多在1～1.5升（L）左右，其成分受飲食、身體代謝、人體內環境及腎臟功能等因素影響。尿中含有大量水分，約佔總量的96%～97%，其中固體量約60克，有機物（尿素、尿酸、葡萄糖、蛋白、激素和酶類等）約35克，無機物（鉀、鈉、鈣、鎂、磷酸鹽和硫酸鹽等）約25克。尿液雖由腎臟產生，但與循環系統、神經系統、內分泌系統都有密切關係，尿液質和量的改變都可以反應出這些系統出現的病理狀態，因此尿液就像人體自然排出體外的「健康記錄單」。

尿液的性狀與組成，反映出身體的代謝情況。特別是泌尿系統本身的疾病對泌尿成分的影響更大，泌尿系統炎症、結石、腫瘤、血管病變及腎移植後發生排斥反映時，各種病理產物可直接進入尿中，引起尿液成分改變。此外，尿液來自血液，其成分又與身體代謝密切有關。所以那些影響血液成分改變的原因，均能引起尿液成分的改變。診斷糖尿病時進行尿糖化驗，急性胰腺炎時進行尿液澱粉酶檢查等，均有助於這些疾病的診斷，某些重金屬如鉛、鉻、汞等中毒，尿中此類重金屬排出量就會明顯增多，也會出現尿液的異常。因此，尿檢對於勞動保護與職業病的診斷和預防也有很大的幫助。

◎尿液的量、色、味

一個正常人每天的尿量約為1～2L/24h。由於個人的飲食習慣及飲水量各不相同，因此，一晝夜透過尿液排出的水分也有一些差異。每個人每天排出的尿液量也不是恒定不變的。一般而言，上面的參考值是針對絕大多數人而言的。當一晝夜尿量少於400ml時稱

爲少尿，少於100ml時稱爲無尿或閉尿，此時是需要引起重視的病理現象，它提示可能有以下疾病：嚴重脫水、心力衰竭、急性腎小球腎炎、慢性腎炎急性發作、急性腎功能衰竭等。一晝夜尿量超過2500ml時爲多尿，常見於尿崩症、慢性腎盂腎炎期間腎間質受損、慢性腎炎後期腎濃縮功能受損時。

正常尿液的氣味呈酸味，因爲尿中含有一定量的揮發性酸，放置一段時間後因尿素分解會發出氨臭氣味。當小便時，聞到排出的新鮮尿液有氨臭氣味，可能爲慢性膀胱炎或慢性尿滯留造成。糖尿病酮症酸中毒時，尿液氣味會呈蘋果味。

正常人尿液是淡黃色、清晰透明的液體。當人們飲水較多時，排尿的次數和量會相應增加，此時尿液會呈很淺的黃色。當飲水較少或出汗很多時，排尿的次數和量也會相應減少，此時尿液會呈深黃色。如果小便時發現尿液出現明顯異常的顏色，這也可能表示泌尿系統有某些異常，以下是一些常見的尿色異常以及疾病提示：

尿液顏色	提示的可能疾病
粉紅色或紅色	腎結核、腎腫瘤、腎結石、泌尿道結石、急性腎小球腎炎、腎盂腎炎、膀胱炎等。（女性患者在月經期留尿化驗或服用酚酞、大黃等藥物時除外。）
濃茶樣或醬油色	蠶豆症、陣發性睡眠性血紅素尿以及血型不符的輸血反應。
深黃色或豆油色	黃疸性肝炎。（服用維生素B12或某些藥物、甲硝唑、大黃等藥物除外。）
乳白色	結核、腫瘤、胸腹部創傷引起的腎周圍淋巴液循環障礙造成腎盂或輸尿管破裂。
白色或渾濁	泌尿系統感染、腎盂腎炎、膀胱炎。（食入某些特殊含有較多磷酸鹽或碳酸鹽的蔬菜和食物除外。）
藍綠色	多見於服用美藍、消炎痛、氨苯蝶啶等藥物後。

◎**尿中出現蛋白代表什麼？**

　　正常人的尿中一般沒有蛋白排出，或僅有微量蛋白排出，用常規方法不能測定出來，因此檢測結果應該為陰性。傳統的尿蛋白定性試驗有陰性、微量、1至4個加號之分，加號越多則尿蛋白越多，常用來判斷和了解腎臟功能的狀況。

　　尿蛋白定性如果出現陽性結果，應引起注意並應進一步檢查或複查。持續的陽性結果，特別是加號較多時提示可能患有急、慢性腎炎，腎盂腎炎，腎結核，腎腫瘤，各種原因引起的腎病綜合症，體統性紅斑狼瘡，糖尿病腎病，泌尿系統炎症等。出現的蛋白尿還可能是某些病理反應造成的，如：高熱、高血壓、膀胱炎、尿道炎等。

　　但是，某些生理因素也可造成暫時性尿蛋白陽性，如妊娠、劇烈運動後、受寒、青少年快速生長期等；如尿液內混入了精子或被一些其他物質污染也可造成假陽性，所以陽性結果也需要繼續複查和觀察。偶爾一次尿蛋白為陽性時首先要排除有關的生理因素，並請內科醫生做進一步的診斷。

◎**尿裡出現尿糖代表什麼？**

　　一般的尿液中不含有糖份，出現尿糖說明身體的內分泌系統可能存在某種疾病。尿糖定性檢測的結果，有定量和定性兩種表示方式，定性可分為微量，1至4個加號，加號越多表示尿糖含量越高。尿糖陽性提示被檢者可能患有糖尿病、甲狀腺機能亢進、腎性糖尿病等；但一次陽性後又多次重複測定尿糖為陰性，則多為一過性尿糖升高，此時可考慮是否有以下情況：大量輸入葡萄糖、進食大量碳水化合物。此外，顱腦外傷、腦血管意外時可出現暫時性尿糖。但是，偶爾一次出現尿糖陽性應進行複查，排除某些干擾，找內分泌科醫生檢查，確定是否患有糖尿病。

◎**尿裡出現血球代表什麼？**

　　正常人的尿液中含有微量的血球，在顯微鏡的高倍視野下白血球大約0～5個，紅血球大約0～3個。在病理狀態下，尿液中會出現血球增多，還可能發現某些具有診斷價值的上皮細胞和結晶等。

　　白血球數量增加提示患有泌尿系統炎症，如泌尿系統感染、腎盂

腎炎、膀胱炎、尿道炎等，此外許多其他疾病影響到腎功能時，也會使尿液中白血球數量增加。女性患者常有陰道分泌物混入尿中，並伴有大量鱗狀上皮細胞，故女性患者在許多無任何症狀的情況下可能尿中會出現較多的白血球，此時應要求再做一次清潔中段尿常規檢查，以排除干擾。

紅血球數量增加也可稱爲鏡下血尿，提示可能患有急、慢性腎炎，腎結核，腎結石，腎腫瘤等。女性患者應避開月經期查尿，即使在月經來前或過後的幾天中，也可能會出現較多的紅血球，這屬於正常的生理現象應注意排除。出現上皮細胞可能與急性腎小管壞死、腎移植排異反應和間質性腎炎有關。尿中如有過多的上皮細胞黏附細菌時，對泌尿系統感染的診斷很有幫助。

在尿液中，還可能發現各種化學藥物和物質的結晶，有助於疾病的診斷。如胱氨酸結晶、亮氨酸結晶、尿酸鹽結晶和磺胺結晶等，某些結晶的出現還有助於對結石的診斷和分析。

◎尿裡出現酮體代表什麼？

酮體是體內代謝的一種產物，正常人的尿液檢測結果應該是陰性，然而在糖尿病、妊娠、營養不良及某些慢性疾病中，也會出現尿酮體陽性的現象。例如糖尿病酸中毒時會出現強陽性（+++以上），此時易發生中毒性昏迷，應及時採取治療措施。嚴重嘔吐、腹瀉、長期營養不良、饑餓、劇烈運動後，或者妊娠婦女因妊娠反應而劇烈嘔吐、小兒癲癇、消化吸收障礙等疾病時也會不同程度地出現尿酮體陽性。

◎尿定性試驗是什麼？

有些疾病的進一步明確診斷需要做尿定性試驗，目前臨床上主要採用的尿定性試驗有三種：尿膽原定性試驗、尿膽紅素定性、尿亞硝酸鹽定性試驗。

尿膽原定性試驗用於鑑別診斷溶血性黃疸和阻塞性黃疸。阻塞性黃疸時新鮮尿尿膽原可爲陰性，當尿膽原爲陰性時還應參考尿道素測定結果，當兩者都爲陰性時可確診完全阻塞性黃疸。而尿膽原陽性則多見於溶血性黃疸和肝實質性（肝細胞性）黃疸。

尿膽紅素定性試驗用於肝病患者的尿液檢驗，當在肝實質性（肝細胞性）黃疸和阻塞性黃疸時，尿液中可出現膽紅素，而在溶血性黃疸時，膽紅素定性一般為陰性，此項和尿膽原、尿膽素共同做為黃疸的鑑別診斷依據。

泌尿系統中某些細菌可以將尿中蛋白質代謝物硝酸鹽還原為亞硝酸鹽，因此，測定尿液中是否存在亞硝酸鹽就可以快速、間接地知道泌尿系統細菌感染的情況，作為泌尿系統感染的篩查試驗。臨床上尿道感染發生率很高，並且有時候是無症狀的感染，在女性患者中尤其如此。診斷尿道感染做尿細菌培養，須較長時間和一定條件，而尿亞硝酸鹽定性試驗可以很快得到結果，有助於該病輔助診斷。

◎尿三杯試驗是什麼？

所謂尿三杯試驗即是將一次排出的尿液分為三部分收集，先排出的尿液放在第一個容器內，將中段尿排在第二個容器內，末段尿液排到第三個容器內。依次編號為「1、2、3」，並及時送到化驗室檢查。一般只有尿液鏡檢出現紅血球陽性時才進行此項化驗檢查，主要用於血尿和膿尿定位診斷。

如第一杯尿中有紅血球，說明病變部位在前尿道；第三杯尿中有紅血球，說明病變部位在後尿道或前列腺或膀胱的底部；三杯尿全部血尿說明病變部位在膀胱或膀胱以上部位。

如第一杯尿中有白血球或膿細胞，可能為尿道炎；第三杯尿中有白血球或膿細胞，可能為前列腺炎或精囊炎；三杯尿全部有白血球或膿細胞則顯示尿道以上部位感染。

糞便篇

糞便──人體消化系統的風向球

糞便是食道在消化系統內消化的最終產物。正常糞便中含有纖維素、胃腸道分泌物、膽色素、腸上皮細胞、電解質和水分、脂肪、細菌、蛋白質和未消化的食物等。

眾所皆知，在我們的消化道裡有著多種細菌組成的腸道正常菌群，外來的病原微生物侵入破壞正常菌群而引起腹瀉。胰腺、膽囊分泌的多種消化酶有助於蛋白質、糖、脂肪的分解和吸收，如缺乏某種酶可引起消化不良或吸收不良，導致過量的未消化物質從糞便中排出，導致糞便性狀的改變。如果消化道出血，就可使糞便顏色帶血或變成黑色（柏油樣便）。由此可見，糞便檢查可以很好的反應出消化系統的健康狀況。

◎**糞便潛血檢查是什麼？**

糞便潛血試驗也叫隱血或潛血試驗，是用來檢查糞便中隱藏的紅血球或血紅素的一項試驗。這對檢查消化道出血是一項很實用的診斷指標。現有化學法和單克隆抗體法，後者的敏感性和特異性都高於前者。消化道出血、消化道潰瘍患者糞便潛血試驗多為陽性，或呈現間斷性陽性。

20%消化道癌症早期的患者可出現潛血試驗陽性，晚期的血陽性率可達90%以上，並且可呈持續性陽性，因此，糞便潛血檢查可做為消化道腫瘤篩選的首選指標。此外，有一些疾病如痢疾、直腸息肉、痔瘡出血等也會導致潛血試驗陽性

◎**糞便的外觀提示我們什麼？**

正常人一般每天排便一次，外觀呈黃褐色，形狀多為圓柱狀、圓條狀或軟泥樣，嬰兒糞便呈黃色或金黃色。以細食和肉食為主者糞便細膩而量少，食粗糧或蔬菜者糞便含纖維多且量增多。

在病理情況下，糞便的外觀可呈現不同的改變，下面介紹幾種糞便形狀與疾病的關係：

稀糊狀或稀汁、稀水樣便	各種感染性或非感染性腹瀉、腸炎
黃綠色稀水樣便	偽膜性腸炎
泔樣糞便（白色淘米水樣）	霍亂及副霍亂
含有較多肉眼可見的黏液時	小腸及直腸炎症
含有肉眼可見的膿血	痢疾、潰瘍性結腸炎、結腸或直腸癌、局限性腸炎等
含有新鮮的血液	痔瘡或肛裂
黑色或有陳舊血痂	上消化道出血
凍狀便，形如膠凍	大腸急躁症，也可見於慢性細菌性痢疾患者
細條狀或扁條狀便	直腸癌
乾結便多呈硬球狀或羊糞樣	便秘者或老年排便無力者
黃白色	鋇餐造影術後、新生兒黃白色糞便表示消化不良

◎糞便中含有血球提示我們什麼？

正常糞便顯微鏡檢查一般沒有紅血球或白血球，或每高倍鏡下偶見1～2個白血球（寫作0～1/HPF或0～2/HPF）。

腸炎時白血球數量一般少於15/HPF、細菌性痢疾或阿米巴痢疾時白血球數量明顯增加，過敏性腸炎、腸道寄生蟲時白血球數量也會增加，並能查到較多的嗜酸性白血球。

如果紅血球增加，可能有下消化道出血、腸道炎症、潰瘍性結腸炎、結腸癌、直腸癌、直腸息肉、細菌性痢疾和阿米巴痢疾等。阿米巴痢疾時糞便在紅血球數量明顯多於白血球，細菌性痢疾則紅血球數量往往少於白血球。

健康檢查專案正常值參考表

一、血液檢查

檢查專案	正常值	單位
紅血球RBC	4.0～5.9	*MIL/CMM
白血球WBC	3.5～1.0	X1000/UL
不成熟白血球Band	0.0～6.0	%
中性白血球Seg	55.0～75.0	%
淋巴球Lymphocyte	20.0～40.0	%
單核球Monocyte	1.0～8.0	%
嗜酸性白血球	0.0～3.0	%
嗜鹼性白血球 Basophil	0.0～1.0	%
血紅素HB	女12.0～16.0	G/DL
	男14.0～18.0	G/DL
血球容積比HT	女36.0～46.0	%
	男39.0～52.0	%
紅血球體積MCV	80～100	cu/microm
平均紅血球血紅素 MCH	26～34	PG
紅血球血紅素濃度 MCHC	31～37	%
血小板Platelet	150～400	X1000/UL
血型Blood Type	A/B/O/AB	

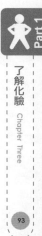

Part 1

了解化驗 Chapter Three

93

二、尿液常規檢查

外觀Appearance	清澈	
比重Specific	1.005～1.030	
酸度pH	5～8	
蛋白質Protein	（－）	
糖份Glucose	（－）	
潛血反應OB	（－）	
白血球WBC	0～5以下	/HPF
紅血球RBC	0～5以下	/HPF
上皮細胞EP CELL	0～5以下	/HPF
圓柱體CAST	（－）	

三、肝臟功能檢查

天門冬氨酸轉氨酵素 SGOT	0～34	U/L
氨基丙酮酸轉氨酵素 SGPT	0～36	U/L
鹼性磷酸酵素ALK-P	37～95	U/L
總蛋白T-PROTEIN	6.0～8.0	gm%
白蛋白 ALBUMIN	3.7～5.1	gm%
總膽紅素T-BILIBUBIN	0.0～1.4	mg/dl

四、病毒性肝炎篩檢

B型肝炎抗原 HbsAg	（－）
B型肝炎抗體 Anti-HBs	（＋）
C型肝炎 Anti-HCV	（－）

五、甲狀腺檢查

T4	6.09~12.23	mg/dl

六、血清梅毒檢查

VDRL	（－）

七、腎臟功能檢查

尿素氮BUN	6.7～21.3	gm%
肌酸酐CRE	0.4～1.4	gm%
尿酸UA	2.7～8.5	gm%

八、癌症篩檢

肝癌AFP	小於10.9	ng/ml
腸癌CEA	小於5.0	ng/ml
攝護腺癌PSA	小於4	mg/dl
胰臟癌CA199	小於37	U/n
乳癌CA153	小於28	U/n
卵巢癌CA125	小於35	U/n

九、血脂肪分析

總膽固醇CH	小於200	mg/dl
三酸甘油脂TG	30～150	mg/dl

十、糖尿病篩檢

空腹血糖AC	70～110	mg/dl
飯後血糖PC	70～120	mg/dl

十一、電解質檢查

鈉NA	134～148	mg/dl
鉀K	3.4～4.8	mg/dl
鈣CA	8.4～10.2	mg/dl
磷P	2.8～5.5	mg/dl

十二、其他

LDH	180～460
CPK	30～170

PART 2

心

理健康篇

世界衛生組織（WHO）在1989年提出：「健康不僅是沒有疾病，而且包括身體健康、心理健康、社會適應良好和道德健康。」很遺憾的是據調查百分之八十的人都患有不同程度的心理疾病，那麼心理疾病又要如何診斷及治療呢？

Chapter1 現代心理健康模式

健康的另一半是心理健康

　　心理健康是一個非常複雜的概念，因爲在不同國家、不同民族之間存在不同的觀點，即使在一個國家的不同地區也存在不同的看法。心理健康的概念受到社會制度、民族風俗、傳統習慣、道德觀念、宗教信仰等因素的影響而有不同的內涵。比如同性戀現象，我國精神醫學觀點一般認爲屬於一種心理障礙，但是在某些國家卻認爲是正常的心理現象。此外，心理健康與不健康之間實際上並沒有明確的界限，它們的區別主要是量的差異，問題的關鍵在於正常、異常兩方面行爲發生的頻率和程度。異常行爲若是屢屢出現，持久而毫不間斷，便足以視爲問題行爲。

　　1946年第三屆國際心理衛生大會提出，心理健康就是指：「身體、智力、情緒十分調和；適應環境，人際關係中能彼此謙讓；有幸福感；在工作和職業中，能充分發揮自己的能力，過有效率的生活。」具體而言，心理健康至少應包括兩層含義：一是無心理疾病，二是具有一種積極發展的心理狀態。「無心理疾病」是心理健康的最基本條

件，心理疾病包括所有各種心理及行為異常的情形。「具有一種積極發展的心理狀態」則是從積極的、預防的角度對人們提出要求，目的是要保持和促進心理健康，消除一切不健康的心理傾向，使心理處於最佳的發展狀態。

心理健康的7個要素

和身體健康的評價相比，心理健康的評價更爲複雜困難，提出了各種觀點，至今尚未形成一個公認的、一致的心理健康標準。但是很多心理學家都對此進行了積極的探索，提出了各種觀點。綜觀各種標準，心理健康應該包括如下7個方面。

1.智力正常

智力是人類進行正常生活最基本的心理條件。一個弱智的人是無法談心理健康的。正常的智力使人在認識世界、認識環境、認識自我時持客觀的態度，正確地看待各種事物，不會「自我中心」；在與他人交往時對他人的內心活動有較敏銳的觀察力，不會經常誤解他人的言行。

2.情緒穩定樂觀

情緒在心理健康中起著重要的作用。心理健康的人能經常保持積極情緒，對生活中所遭受的衝突和挫折具有必要的忍耐力，對不良情緒能適度宣洩，既不會逆來順受、壓抑情緒，也不會爲所欲爲、放縱情緒。

3.自我接納

心理健康的人具有積極的自我形象，能現實地評價自己的長處於短處，不會過分掩飾自己，不會刻意取悅於人，能夠實事求是地看待別人的評價與議論。

4.人際關係協調

和諧的人際關係既是心理健康不可缺少的條件，也是獲得心理健康的重要途徑。心理健康的人樂於與人交往，能與人合作，有正確的交往態度和有效的人際溝通技巧，寬以待人而不失其獨立人格，人際關係範圍廣而穩定，有知心朋友，有親密家人。

5. 自制力較強

自制力是人彈性的體現。心理健康的人學習工作目標明確，自覺性高，能主動克服困難，有毅力。

6. 人格完整健康

心理健康的最終目標是使人保持人格的完整性，培養健全人格。人格完整健康的主要標誌包括各個結構要素的全面和諧發展，具有創造性以及積極進取的人生觀。

7. 適應性良好

不能有效處理與現實環境的關係是導致心理障礙的重要原因。心理健康者對現實環境不會單純抱怨，束手無策，而是彈性地適應與改造，對周圍現狀有較準確的認知，很快調整自己的行為。

現代心理衛生學認為，健康與疾病不是對立的，它們之間沒有明確的界限，而是同一序列的兩極。而且，心理健康並不是某種固定的狀態，它會因社會、心理、生物等因素的影響而發生變化。心理健康與否只能反映某一時間內的特定狀況。因此，心理健康的標準也只是一個相對的衡量尺度，只要個人在較長的一段時間內保持良好的心境，就可以認定是心理健康的。因此，參照上述心理健康的標準，可以判斷自己的心理或行為是否有些異常，以便及早採取措施，尋求心理諮詢的幫助。

健康人格是關鍵

什麼樣的人心理更健康呢？著名心理學家亞伯拉罕・馬斯洛經過長期研究得出結論：那些最成功的科學家、人類學家、心理學家、書畫家等是心理最健康的人，因為他們經常具有共同的感受——高峰體驗。

「高峰體驗」是指在日常生活、學習、工作、文藝欣賞或投身於大自然時，感受到一種奇妙、著迷、忘我並與外部世界融為一體的美好感覺。這種使人情緒飽滿、高漲的高峰體驗往往難名其狀。馬斯洛認為，那些心理健康的成功者幾乎都有這種高峰體驗，而且次數頻繁。

他們的成就值更高，更有自信心，更少抑鬱等消極情緒，因而他們的心理更健康。

馬斯洛的研究一方面說明了心理健康的人會有更多的高峰體驗另一方面也說明高峰體驗中高漲的情緒和美妙的感覺可以更好地癒合心靈創傷，使人振奮向上。這裡所說的「心理更健康」是指「更有自主性、更具獨立性」。正像馬斯洛所說：「這些科學家、心理學家、人類學家、書畫家等，他們表面上承認習俗，但實際上對這些習俗是漫不經心的、馬馬虎虎的和超然的，也就是說他們能夠接受這些習俗，又能遺棄它們。這是因為他們能夠全部地、平靜地、幽默地抵制文化的愚蠢和缺陷，用或大或小的努力來改進它們。他們明顯地表現出與這些缺陷進行堅決鬥爭的能力。」

所以說，心理更健康的人並不是為了適應環境而做八面玲瓏的「應聲蟲」，或者是毫無原則的「和事佬」。心理健康當然應該注重人際關係的協調，但並不意味著沒有合理的對抗；心理健康的人，更有獨立性，他們在必要時會「我行我素」，是有高度「心理自由」的人。

高峰體驗畢竟是一種人生境界，除了領悟之外，需要一種人格健康，即「平常心」、「放鬆」、「心理平衡」、「戰勝自我」、「超越自我」。許金聲在他寫的《活出最佳狀態——自我實現》一書中將健康人格主要的典型特徵概括為：

積極進取的**人生態度**

獨立自主的**人權意識**

爭強好勝的**競爭精神**

惜時如金的**效率觀念**

平等互利的**合作習慣**

順其自然的**超越心態**

隨著生活節奏的加快，現代人產生心理問題和疾病的數量也急劇增加。最近的一次調查顯示，患精神疾病的人數已超過心血管病，躍居我國疾病患者的首位，約佔20%，並且據專家預測，21世紀初，精神病所佔比例將增加到25%。

其實，現代人只要注意及早發現和預防心理病症，進行必要的自我調節和心理諮詢，就會有助於減少精神疾病的發生，過上真正幸福的生活。

現代人的心理危機

心理疾病是一種現代文明病，據調查，80%的現代人都存在不同程度的心理疾病。美國一位資歷深厚的心理醫師曾經斷言：「隨著中國社會向商業化的變革，人們面臨的心理問題對自身生存的威脅，將遠遠大於一直困擾著中國人的生理疾病。因此，未來中國將出現一個龐大的心理治療和心理諮詢系統，服務於這一系統的人員將達到數百萬。」

國內許多曾接受諮詢和治療的人士都認為，心理治療和心理諮詢是現代人們必不可少的一種精神按摩方式，它不僅能使人獲得突然面對高空、平原那樣的豁然開朗、神清氣暢和舒適平和的感覺，而且能及時緩解、調適心理疾病的威脅。諸如：人際關係、夫妻關係、子女關係、性、抑鬱、恐慌、自私、孤僻、易怒、固執、自卑、焦慮、多疑、嫉妒、疾病、失戀、離異……。有這樣一句深入人心的名言：「一切的成就、一切的財富都始於健康的心理。」下面，我們先來看看現代人面臨哪些心理危機。

都市白領——工作緊張

◎案例

　　近期的《城市畫報》報道了患重度「亞健康」的高級白領李意欣的故事。1997年，年僅27歲的李意欣是一家國際性公關公司的首席代表，因為過於長時間投入工作，他的身體垮了，經常出現失眠、頭暈、腹瀉、怕光、氣促、渾身無力等症狀。1998年，由於病況沒法改善，李意欣決定正式辭職，開始全身心投入治病。從上海到北京到福州，從西醫到中醫，至今已經歷數年，耗費積蓄30多萬元。

◎省思

　　隨著社會節奏的加劇，人們的生活節奏也急劇加快，尤其是以都市白領為主體的人群，其工作壓力大、緊張度高、生活節奏快。這類人群因長期處於精神高度緊張狀態下，而又得不到應有的調適，會使其身心過度疲勞，對什麼都不感興趣。久而久之，必然會導致焦慮不安、憂鬱症、精神障礙等心理問題和疾病。從生理角度講，長期精神高度緊張也會使其內分泌功能失調，人體免疫力下降而導致各種生理疾病產生，甚至會導致過勞死，其後果不堪設想。

　　生活中會遇到許多危機，有的是必然危機，像婚戀問題、職業壓力；有的是偶然危機，如親人生病、交通事故或手中股票跌了……都會引發心理不適應，這種精神「亞健康」狀態若不及時化解，就可能發展為精神疾病。

離婚人士——心靈創傷

◎案例

　　「我是一位婚姻的失敗者。在讀中師時我愛上了我現在的丈夫，是我追求他的……。婚後，我一點也不幸福，丈夫說他從未愛過我，現在他竟發展到肆無忌憚地帶女人回來同居。為此，我們大吵大鬧，甚至大打出手。現在，我們終於離婚了，可我又在感情上離不開他，精神上壓力非常大，總感覺自己活得怎麼這麼累！」

◎省思

　　這是一位離婚女士的心聲。的確，離婚前後的那些日子，給每個生命都會留下或深或淺的劃痕，特別是對那些觀念比較傳統、對婚姻的期望值很高而且是被動離婚的當事人而言，離婚不啻是一場地震或颶風，我們將它叫做「離婚震盪期」。「離婚震盪期」的失衡出自兩方面：一方面是心理的，即對婚姻美好憧憬的失望，對「好丈夫（好妻子）」神話的失望，對自己能力的失望；另一方面是生理和生活習慣的，即原來的有序生活完全被打亂，業已習慣的對婚姻對男人的依賴被中斷。一般而言，「離婚震盪期」會持續幾個月甚至一兩年，這是正常的，但如果過了三五年你還淪陷在離婚的陰影裡，哀哀怨怨，不可自拔，那肯定是心理負荷過重，如得不到及時調適，極有可能誘發心理疾病。一項調查顯示，目前我國離婚人群中，因種種原因心理壓力過大的約佔70%，這類人需要尋找人傾訴並得到心理幫助。

青少年──上網成癮

◎案例

　　「上小學的時候，我記得北京城剛剛出現電腦，而商戶們已經在學校前面開了三家網咖。那時，一放學同學們就蜂擁而至，口袋裡裡裝著零用錢。爸爸、媽媽越是不讓我們去，我們就越想探個究竟。那時我們對到網咖玩遊戲已經上了癮。初二開學，到網咖玩遊戲又在男生中盛行起來，一個個連線遊戲：血腥的、刺激的。如今又流行起了網路遊戲。玩遊戲玩得我整天沈溺於虛擬世界，無心學習，視力開始下降，性格變得孤僻……。」

◎省思

　　自三十年前的某一天，美國國防部高級研究工程局決定開發一套新型電腦網路，到三十年後的今天，Internet正以迅雷不及掩耳之勢改變著我們的生活。

　　生活在「e」時代的人們自然從網路中受益不少，但誰也不能忽視它帶來的心理問題，最嚴重的是IAD（網路成癮綜合症）。美國匹茲堡大學的心理教授基姆伯利博士指出，IAD患者最明顯的症狀就是在網路上工作時

間失控，隨著樂趣的增強欲罷不能，起床後有立即工作的需求，有關網路的情況反覆出現在夢中或想像中，沈湎於網路互動遊戲或網路聊天，忽視現實生活的存在，人際關係淡漠，進而成為「網路型動物」。

　　哪些人容易患上「網路成癮症」？專家認為，那些性格內向、焦慮傾向嚴重、不善於與人交往的人可能性較大，一些自律能力較差的人也會不知不覺地染上此症。此症常常與某方面的心理缺陷有關。有的人渴望勝人一籌，但在現實生活中難以實現，便到網上尋求心理補償；有的在人際交往中遇到問題，不知所措，便向網友傾訴；還有的因被家長管得太緊，遂有反叛心理，便在網上拼命釋放「玩性」。長期沈迷於網路和遊戲不但容易使人處於焦慮、抑鬱、躁狂等亞健康狀態或直接導致心理障礙，而且對人的身體危害極大，易使左前腦發育受損，進一步影響右腦發育；可造成人體植物神經紊亂，體內激素水平失衡，使免疫功能降低，引發心血管疾病、胃腸神經官能病、緊張性頭痛等，甚至導致死亡。

NOTE

心理學家對上網者及其親屬提出以下忠告：

（1）嚴格控制網路使用時間，一天不能超過8小時。

（2）每天應抽出2～3小時與同事及家人進行交流。

（3）及時發現形成IAD的各種症狀。

（4）一旦發現有以上症狀，必須強制限定使用時間，必要時接受心理治療。

貧困家庭——生活壓力

◎案例

小潔的父親去世後，再加上母親工作的公司不景氣，家庭生活跌入谷底。由於經濟拮据，小潔生病得不到有效治療，身體每況愈下，隨之學習成績一落千丈，性格也開始變得孤僻。

◎省思

因為生活的貧困造成心理壓力過大而誘發心理疾病的人群，主要為失業人士和貧困生。尤其是夫妻雙雙失業，對他們來講，其心理壓力是巨大的，並且由於一些失業人士思想觀念一時難以轉換，加劇了失業人士的心理壓力。一邊是生活一天天貧困下去，一邊是找不到合適的工作，雙重的壓力極有可能導致心理疾病。

對於貧困生而言，一方面是經濟的壓力，另一方面是因貧困所帶來的心理壓力。如果貧困生得不到物質和精神上的幫助和關懷，誘發心理疾病的機率是極高的。他們因為缺乏自信，比較孤僻和自卑，有的甚至患上了自閉症、神經衰弱。對於心理壓力比較大的貧困生，社會、學校、家庭應該給予更多的關愛，鼓勵他們積極參與社會活動，幫助他們樹立戰勝困難的信心和勇氣。

商界人士——事業受挫

◎案例

「我在一家有名的紡織外貿公司工作。我在公司裡第一次接生意就很順利地做成了。隨後，我單獨承包了一個業務部門進行貿易工作。但不久後，與我們簽定合同的香港供銷商破產了，而外貿公司的產品已經大量地投入生產，致使這筆生意損失高達十幾萬美元。這次失敗嚴重地挫傷了我的自信心，我變得一蹶不振了。」

◎省思

經常失敗或事業上大起大落者，其心理因失敗的打擊處於一種失衡狀態中，加之不能自我調適，極有可能誘發精神障礙、憂鬱症、自閉症等心理疾病。

在生意場上，現代人多犯急功近利的毛病，為追求事業上的成功，往

往是拼命地工作，不斷地加壓，儘管超過了自身能力所及，仍是苛求自己，從而造成心有餘而力不足，不能自我滿足，導致心理失衡。究其根源，他們或多或少有一些缺陷的個性。

莘莘學子——考試重擔

◎案例

「我是一位即將畢業的國三學生，近期學習成績每況愈下，面臨畢業考試，我心煩意亂，度日如年，我似乎生活在黑暗的世界裡，我將如何面對老師和家長呢？」

◎省思

最近湖北對該省39個城市的國、高中的調查發現，考生中有各種各樣的中輕度心理問題和疾病的高達72%。面對緊張繁重的學習任務、家長老師的殷切期盼、自己未來的出路，廣大考生肩負著巨大的壓力。不僅要功課學得好，還要培養業餘愛好；不僅在學校學習，還要進行補習。長此以後，極易誘發心理問題和疾病。考試重壓首先會使人感到緊張，在心理上會產生消極的情緒反應，如抑鬱、壓抑、焦慮、無助、無望等。在生理上會引起血壓、心律、內分泌等一系列變化，嚴重的會導致植物神經功能紊亂，內分泌失調，免疫功能下降，最後導致身心疾病，如高血壓、狹心症、潰瘍病、糖尿病、甲狀腺機能亢進、癌症等。這類由考試引起的一系列明顯不適的疾病的統稱考試綜合症，主要有考試恐懼症、考試焦慮、考試發病等。

NOTE

考試綜合症發生在形成自知力和責任感的各年齡段的人群中。5歲以下的兒童或嬰兒很少有考試綜合症。究其原因，主要在於以下4個方面。

（1）家長和老師對學生提出過高的要求，以致學生心理壓力過大。

（2）錯誤地誇大考試與個人前途之間的關係，令考生過分緊張。

（3）低估自己的能力和知識水準，總擔心自己不能取得好成績。

（4）考前過度疲勞，食慾下降，營養不良，影響大腦供血。

獨生子女——適應障礙

◎案例

「貝貝，4歲，獨生女。貝貝的家庭屬複合式家庭。她和其父母、叔叔、嬸嬸、姐姐共同生活。但其父母工作較忙，因此她大多與叔叔、嬸嬸相處。貝貝從未入過托兒所，來到幼稚園後，生理和心理上都極不適應，表現為哭鬧、倔強、任性，對叔叔、嬸嬸的依戀大於父母。貝貝不願與老師、同伴交往對話，性格內向，對周圍事物較冷淡。」

◎省思

獨生子女的任性、自私、不善交際已成為家長、老師及教育界人士棘手的問題，而這些問題往往源於獨生子女從小就備受家人的溺愛，缺乏集體合作精神。在溺愛環境中長大的孩子，常會養成許多不良習性，而這些習性則成為誘發心理疾病的原因，使人產生暴力傾向和行為。在溺愛環境中長大的孩子，往往養成任性、自私等不良習性，而這種習性則成為孩子適應障礙的病灶，導致孩子產生暴力傾向和行為，性格孤僻，受挫力差，易患交際恐懼症、自閉症等。一項調查顯示，我國獨生子女中約30%有適應障礙。

適應障礙（也叫適應不良），這種病有明顯的生活事件誘因，特別是生活環境或社會地位的改變。另外，個人的心理素質及適應能力也起著重要的作用。如果對新環境的不適應得不到及時調整，便會出現煩惱不安、不知所措、膽小害怕、不願與人交往等適應不良現象，嚴重時會出現生理功能障礙，如失眠、食慾不振等。

適應障礙並不可怕，多數不用藥物治療，可找心理衛生方面的專家諮詢一下。同時多參加一些體育和集體娛樂活動。出現問題時，我們就得找原因，適應障礙也不例外。社會適應良好的一個先決條件是家庭和諧、穩定、民主。如果父母以身做則，啟發說理，督促檢查，耐性教導，孩子常常具有健全的人格、獨立性和創造性，社會適應良好；如果父母感情不和，經常打罵，甚至婚姻破裂，孩子就會缺乏安全感、幸福感，也就很難形成良好的心理品質。因此，對獨生子女教育不當是導致其適應障礙的關鍵所在。

老年人——缺少關愛

◎案例

有位65歲的林老伯，退休後精神一直很好，但自從老伴去世後，他變得整日少言寡語，孤獨，很少出門，身體也一天比一天差。經醫生診斷，他患了老年性「空巢綜合症」。

◎省思

「空巢綜合症」不同於人體器質性疾病，它是由反常心態引發的一系列心理、生理變化症狀的綜合反應。其臨床表現為精神恍惚，情緒抑鬱，思維遲鈍，神情呆板，性格古怪，厭世輕生。同時還伴有頭痛失眠，心悸盜汗，身體困乏，飲食不佳，心律加快，血壓增高等症狀。

老年人為什麼易患「空巢綜合症」？《活到老還要活得好——老年人生策劃》一書中指出，這主要與老年人的心理變化和心理定向有關。動物屬性的身體衰老和社會屬性的角色衰老是老年人心理變化的兩大原因。此外，老年人回到自己的家庭時，兒女紛紛成家立業，往昔熱鬧的家庭如今已冷冷清清，半數以上的老年人感到孤獨。

老年人的孤獨有兩種類型：情緒性孤獨和社會性孤獨。喪偶、親人亡故等，社會關係的任何缺損都會帶來較嚴重的情緒性孤獨。社會性孤獨，是指老年人離開社會群體，失去工作而產生的孤獨感。這兩種孤獨常常演變為沮喪，誘發一系列心理障礙和身體上的不適感，給老年人的身心健康帶來很大的傷害。

然而，在現實生活中，我們可以看到這樣一些老年人，他們慈愛、寬厚、豁達、聰慧、穩健，他們是非常可親可愛的人。漫漫人生的求索，陶冶了他們美好的情操，塑造了他們健康的人格。他們的心理不是老化，而是進化。

快樂是人天生就喜愛的東西。生活中沒有快樂，就如同飯菜中沒加鹽，缺乏最起碼的味道。老有所樂是老年人生的重要追求。

總之，人生是美好的，每個人都應該有一個積極、熱情、健康向上的生活態度。具備了這樣的態度，每當你辦成一件成功有益的事情之後，就會享受到一次奇妙無比的「高峰體驗」，就會與外部世界融為一體並產生一種情緒飽滿、難名其狀的振奮心情。心情愉悅了，精神振奮了，心靈的

創傷便會癒合。在生活中，不妨對日常瑣事「糊塗」一點，對國家大事關心一點，對內心衝突釋然一點，對人生態度瀟灑一點。這樣，抑鬱、煩惱就會更少一點，「高峰體驗」才會更多一點；你的身心會因此更加健康，生活也會變得更加幸福。

Chapter2 身心合一保健康

煩惱不再，笑容永駐

　　每個人的成長過程中總是會伴隨著煩惱。在處理人與人、人與社會、人與自然、人與自我等關係時所碰到的各種矛盾和問題，都會影響到一部分人心理的健康發展。

爸爸媽媽真的不喜歡我嗎？

◎案例

　　小蓮和弟弟小捷是一對雙胞胎。小捷身體不好，體質虛弱，經常生病。父母又要工作，又要帶孩子，忙不過來，就把小蓮交給奶奶帶。因此，小蓮和父母接觸的時間不多，很難有交流的機會。小蓮是個懂事的孩子，知道弟弟身體不好，經常照顧弟弟，同時管好自己的學習，不給父母添麻煩。父母每天忙於工作，回家還要管好小捷，忽視了小蓮。小蓮的進步父母看不到，小捷只要稍有進步父母就會表揚他，弟弟有任何要求父母總會滿足他。「我是不是一個讓人很討厭的人？為什麼爸媽喜歡弟弟而不喜歡我？我真恨他們！」，小蓮哭了。

◎省思

　　兒童對成人的依賴性很大。如果父母等人能夠愛撫兒童，並且有規律地照料兒童，以滿足他們的基本需要，就能使兒童對周圍的人產生一種基本信任感，感到世界和人都是可靠的；相反，如果兒童的基本需要沒有得到滿足，那麼兒童就會產生不信任感和不安全感。兒童的這種基本信任感是形成健康人格的基礎，是以後各個階段人格發展的基礎。因此，每位家長有必要了解孩子的的心理與需求，為他們提供及時的愛與支援。兒童心理學家布裡格斯曾說：「愛你的孩子，孩子就會感到自己可愛。」專家對父母提出以下的建議：

(1) **經常陪孩子玩**：這樣不但可以連絡感情，培養親情，並可建立孩子對父母的信任，增進親子間的溝通。其次，在玩的過程中可了解孩子的心事、想法、對父母的觀感、生活中遇到的挫折與困難等，有助於了解孩子。陪孩子玩還可發展出共同的興趣，陶冶孩子的心性，協助孩子發揮自主性、增強創造能力、增進想像力。

(2) **對孩子不偏心**：理想的父母沒有重男輕女的傳統觀念，也沒有「哥哥比較大，應該讓弟弟」、「妹妹比較小，所以多抱抱」、「大的要讓小的」等不當的想法。如果有特殊情形也應向孩子解釋原因。

(3) **對孩子多愛撫**：臨床研究發現，如果每天給生病的孩子一些撫觸、關懷的眼神，孩子的情緒會穩定許多，不但早產兒可以成長得比較快，生病的孩子也可以較快改善病情。後來的研究指出，兒童在嬰幼兒時期若缺乏足夠的刺激，會造成心智發展的遲滯；若能得到足夠的身體接觸與擁抱、語言的帶領和情緒的接納等，他們的發展遲滯就能夠復原。

(4) **善於表揚孩子**：孩子年幼，剛剛邁出生活的第一步，他們往往是常敗將軍，而這時的失敗，正是他從幼嫩到成熟的必然過程。如果用批評打擊他的信心，那麼他很可能就此變得畏縮，不敢再做任何嘗試。所以當孩子失敗時，應給予鼓勵。另外，讚美要有方法。讚美孩子應著重於不怕困難的決心和認真的態度，特別應該表揚孩子出力最多的某一點。批評只能做為輔助手段，使孩子了解到他們的行為是有一定約束的。

我的世界為什麼沒有色彩?

◎案例

　　小春是個活潑可愛的孩子,有時甚至頑皮。他那雙黑亮的眼睛總會不停地轉著,似乎是在默默地觀察著這個世界。小春對美術的熱情近乎瘋狂,他不停地畫,上課、課間,白天、晚上,總能見到他抱著個本子塗鴉著。他的畫筆是萬能的,簡單地勾勒幾下,一個栩栩如生的形象就躍然紙上。新學期,小春還像原來那樣,靈感襲來時,不論是上課下課,拿出速寫本記錄下輪廓。新班主任對這種做法很是反感,先是責備,後是當眾批評,直至有一天,她忍無可忍,沒收了小春的速寫本,把小春領進辦公室。老師命令小春放棄畫畫,專心學習,她的態度從「風平浪靜」直至「狂風暴雨」,因為小春死活不答應放棄他最愛的繪畫。我聽見紙的撕裂聲,小春的號啕聲。小春不再有速寫本了,也似乎沒再畫過畫。

◎省思

　　學前兒童的活動更為靈巧,語言更為精練,想像更為生動。可是當他們步入學齡期。他們的創造性的思維、活動和幻想卻大不如前。這是為什麼呢?

　　不少家長和教師按自己的意願來設計兒童的未來,不顧孩子的自身願望和客觀能力,一旦發現孩子的行為違背自己的意願,便有意無意地實施種種錯誤的教育手段,諸如諷刺挖苦、警告恐嚇、揭短辱罵等,致使孩子整天被籠罩在緊張、恐怖的氣氛之中。孩子由於精神壓力過重,自行活動時間少,不能與小夥伴交往,接觸社會也少,缺乏天真活潑的環境教育,就會造成不愛說話、不合群、孤僻、冷漠、靦腆、怯生、缺乏適應能力等弊病。「精神虐待」式教育給孩子心理造成的潛在傷害實在太大。孩子精神受到鉗制,沒有自由的思想空間,沒有自由的想像和創造,結果會變得越來越怯懦。

　　瑞士兒童學家皮亞傑提出:教育的主要目的是培養能夠解決新問題而不僅是重複前人之所為的人,即培養具有創造、發明和發現能力的人。因此,家長和教師要著力開發兒童的潛能和創造性。專家對父母提出以下的建議:

（1）**善於發現兒童的獨特之處：**每個兒童都有自己獨特的地方這種個體差異很早就表現出來了。例如，有的兒童喜歡運動，有些兒童天生一副金嗓子，還有的兒童喜歡塗鴉或拆拆裝裝等。兒童在自己喜歡的領域裡活動時是非常投入、非常自信的。成人應了解兒童的特點，因勢利導，循循善誘，發揮兒童的特長，這樣可促使兒童在某個領域裡獲得成功。

（2）**為兒童提供良好的心理環境：**對兒童提出適當的要求，採取民主的管教方式，讓他們生活在一個寬鬆、和諧的環境中能夠自由地表達自己的思想、觀點。同時，讓兒童多參加實踐活動，培養他們獨立解決問題的能力，尤其是求異思維的能力。成人要避免過多指責和批評兒童，不要有讓他們循規蹈矩、恪守舊制的思想，也不要不斷地對他們發號施令全責。這樣會使兒童對自己做出否定的判斷，失去競爭心理，更談不上形成獨立的創造意識和自立的精神。

我要如何面對青春期的困擾？

◎案例

圓圓，初三學生，原是眉清目秀、惹人喜愛的藝術人才，擅長舞蹈。一次體重測量為54公斤，她認為太胖了，會影響自己優美的舞姿，於是開始節食。沒幾個月體重下降到38公斤，而且厭食，常嘔吐，消瘦變形，無法堅持學習。

林林自從上了初中以後，不知從什麼時候開始總想和異性接近，對異性的一言一行都十分關注。前不久，班上來了一位新同學，她長得很漂亮，一雙大眼睛亮晶晶的。小林不知不覺地喜歡上了那名女生。從此，小林心神不寧，無心學習，幻想有一天他跟她能成為朋友，一起談心。眼看著學習成績往下滑，父母問他怎麼了，他不敢說；老師找他談話，但還是沒能解決問題。小林感到苦惱極了。

◎省思

「哪個少女不懷春，哪個少男不鍾情。」青春期是人體生長發育的第二個高峰期，在心理上、生理上都發生巨大變化。各組織器官由稚嫩趨向成熟，其功能趨向健全，世界觀及人生觀逐步形成。那麼，青春期主要有哪些生理變化？

(1)**身高、體重迅速增長：**身高突然增長是青春期到來的重要誌，青春期女孩身高每年平均可增長9公分，體重增加8～9公斤。

(2)**身體各臟器功能趨向成熟：**心臟：重量增加至出生時的10倍，心肌增厚，心肌纖維比童年時期顯著增粗，張力增強，心搏出量明顯增加，接近成人標準。肺臟：重量增加為出生時的9倍，肺活量明顯增加，10～13歲為1400毫升，14～15歲為2000～2500毫升，到20歲時可達2800毫升。呼吸功能日趨完善。腦：重量及容量變化不大，但在青春期，神經系統的結構已接近成年。青年人思維活躍，對事物的反應能力提高，分析能力、記憶能力增強。

(4)**內分泌系統發育成熟：**功能完備。腎上腺開始分泌雄激素刺激毛髮生長，出現陰毛、腋毛。

(5)**生殖系統發育成熟：**腦下丘－垂體－卵巢系統形成。卵巢開始分泌雌激素及少量雄激素，排卵後分泌孕激素。性激素經血循環到達全身，出現第二性徵，內、外性器官開始發育。

(6)**月經初潮：**這是青春期最顯著的標誌。

青春期的心理變化很多，女孩較男孩明顯。青春早期，往往保持兒童的某些心理特徵，較為幼稚，但已具有成人的某些心理特徵，能掌握更多的抽象概念，思維活躍，開始對異性愛慕。青春期晚期，思維高度發展，能夠系統、合乎邏輯地掌握知識，掌握更概括的抽象概念，理解能力不斷提高，並已接近成人。但青少年思想單純，社會經驗不足，對自身出現的一些生理變化不夠了解，又易受周圍環境的影響，特別需要正確指導和教育，幫助他們了解自身的變化，適應生理上和心理上的變化。

在青少年性教育問題上，家長和教師要做兩件事：「傳道」與「減壓」。所謂「傳道」，就是針對不同年齡段孩子的不同性疑問，給予他們相應的性知識、性倫理和性安全教育。所謂「減壓」，就是要有意識地給孩子一些釋放「性壓力」的機會，為孩子營造一個寬鬆和諧的異性交往空間。性教育是一種全面的教育，它不僅是性知識，還應包括性倫理和性安全教育。這其中自然就包含了青少年的自尊、自愛、愛人、責任感、自制力等人格教育。

許多老師一看到男同學和女同學走在一起，就擔心是不是「早戀」，就想方設法阻止他們交往，這是沒有必要的。進入青春期的孩子受到異性之間「磁場」效應的影響，必然表現出喜歡和異性交往的傾向。也正是從這時起，他們開始學習怎樣和異性打交道。這段經歷將是他們「社會化」過程中很重要的一部分。

我到底是個怎樣的人？

◎案例

安是個剛進高一的新生。初中時活潑好動，待人熱情，天資聰穎，學習成績一直領先，可就是太講朋友義氣，幫別人打過架，以致於被學校記大過。事後，他認了錯，記過處分也撤消了，因學習成績好，也直升了高中。但是他心中一直悶悶不樂，既感到自卑，在人面前抬不起頭，又感到對不起父母，深深內疚，不能自拔。小小年紀的他，心中就如蒙上了一層陰影……。

◎省思

新精神分析心理學家埃裡克·埃裡克森認為，12至18歲的年齡存在自我統一性和角色混亂的衝突。一方面青少年本能衝動的高漲會帶來問題，另一方面青少年面臨新的社會要求和社會衝突而感到困擾。所以，青少年期的主要任務是建立一個新的統一感或自己在別人眼中的形象，即確立「自我統一性」。這對於青少年健康成長，適應社會和實現自身價值都具有重要意義。如果這種自我感覺與一個人在他人心目中的感覺相稱，將為一個人的生涯增添絢麗的色彩。在人類社會的叢林中，沒有統一性的感覺，就沒有自身的存在。

所謂「自我統一性」，是指個人知道自己存在著一致性和連續性，具有我是我自己的感覺，並對自己將要做什麼有較明確的意識。在這種自我統一性中，一個人知道自己不是為了別人的期望活著，因為他知道自己的真正生活目標；但另一方面，他的這一生活目標又不是違反別人的期望，不是出於與父母做對而故意使然。

青少年如果不能形成自我統一性，就有可能引起統一性擴散或角色混亂，使得他們無法「發現自己」，也不知道自己究竟是什麼樣的人和想要成

為什麼樣的人，甚而形成社會不予承認的、反社會的或社會不能接納的危險角色，最終導致統一性危機。這一危機的出現可能是由於青少年發展後期，生理的成熟和社會期望的增加，使他們開始面對各種各樣的社會義務和選擇，對自己和環境的要求和所能達到的目標之間的衝突造成的。如果他們不能正確選擇適應社會環境的生活角色，就會讓別人去把握自己的決定，或服從別人的意見，或迴避矛盾。

NOTE

影響自我統一性形成的內在原因包括以下3個方面：

(1) 虛榮心：有些人為家長和教師的期望活著，一直希望自己是一個出色的人。這種出色做為一種榮譽是他們生活的動力：表現出眾，學習上受到表揚，讓父母高興。

(2) 時間前景混亂：有的人對時間有一種緊迫感，而在具體的生活目標的努力上卻好像力不從心，無法專心投入，覺得自己在浪費時間。在遲疑和徘徊中他們焦慮不安、不知所措，一會兒一個想法，許多時間都浪費了。

(3) 溝通障礙：一些人和同學尤其是異性難以形成親密感。

感到焦慮，我該怎麼辦？

◎案例

茹又回到了學校，成了「高四生」。原來的幾個好朋友都已各奔前程，而她一個人在重讀班，整天除了學習還是學習，話也少了，笑也少了，更多的只是沈默。周圍的同學，關係並不密切，不能說心裡話。最近又常常失眠，很晚才能入睡，早晨起來頭腦發漲。第一次其中考試結束，她考的很糟糕。原來的自信被沖得無影無蹤，隱隱感到自卑感在滋生蔓延，前途並不光明。茹知道不應該因此就沒了學習的信心，可是期中考的影響仍然不能從她心中消失。她甚至有些懷疑自己：心理素質太差了，感情太脆弱了，如果一直這樣下去，聯考會是什麼樣子？這一年的重讀生活該如何度過？她有些迷惑了……。

◎省思

「找回屬於自己的天空，改變沈默寡言的性格，完全融入到團體之中。不再為自己的名次苦惱，走上一條健康發展的道路！」讀者朋友，當你在沈思這個故事時有何感想?這裡，我們想對老師、家長、朋友們說：「請不要責怪落後者，也不要遷怒落後者，因為只有他們才是最需要我們關愛和幫助的人。請用我們的耐心、愛心、恒心協助他們成長吧。讓這些為學業煩惱的孩子在陽光的沐浴中享受成長的歡娛！」

一個人學習不好，原因很複雜，基礎知識狀況、學習方法、身體健康狀況、學習態度、學習時間是否足夠等在一定條件下都能影響他的學習成績。美國心理學家布魯姆和他的助手們經過對許多少年兒童的實驗觀察、追蹤研究，得出這樣的結論：除了1%～2%超常兒童和2%～3%的低常兒童外，95%以上的學生在學習能力、學習效率、學習動機方面，並無多大差別。他們肯定地說：「只要有適合學生個別特點的學習條件，世界上任何一個人能學會的東西，幾乎所有人都能學會。」正如我們在茹身上看到的那樣，遠離好友的孤獨、寂寞，考試失利後的失望、自卑，對不起父母的內疚、自責……。可以說，是這些負面情緒的綜合作用使得她心緒不寧，難以做到心靜如水地專心重讀。所以，只要她走出情緒的低谷，告別過去的陰影，定會走向成功。」

把汪國眞的一首《熱愛生命》贈給所有心緒不寧的朋友。

熱愛生命

我不去想是否能夠成功

既然選擇了遠方，便不顧風雨兼程

我不去想是否能夠贏得愛情

既然鍾情於玫瑰，就勇敢地吐露真誠

我不去想背後會不會襲來寒風冷雨

既然目標是地平線，留給世界的只能是背影

我不去想未來是平坦還是泥濘

只要熱愛生命，一切都在意料之中

我應該愛他嗎？

◎案例

「我今年27歲了，可是才第一次經歷愛情。我父母都是知識份子，家庭環境比較單純，他們對我管得也比較嚴。一天，我在地鐵裡邊等車邊看一本英文小說，他走了過來，問我幾點了，接著問我看的什麼書。他看上去有30多歲，戴著眼鏡，顯得溫文爾雅，我們聊了起來。他說他正在讀博士，也特別喜歡讀英文小說，也擁有許多藏書。後來幾個月裡，我們在一起談了很多。他已經38歲了，經歷過許多次感情挫折，離過兩次婚，有個孩子在老家。我非常同情他，也深深地愛上了他。我也不知道我是否應該愛這樣一個人，因為他身上有許多讓我難以接受的問題。他聰明、好學、熱情、敢於追求愛情，可是他缺乏責任感，自控能力差，沒有傳統的道德品質，我不知道他將來會不會拋棄我。」

◎省思

愛情到來的時候往往是分不清對錯的，有人戲稱：戀愛中的人往往弱智。據專家分析，熱戀中的人血液中可以分解出與精神病人相同的化學物質，因此有些人提起自己戀愛時的感覺時，總是會用「如癡如醉」、「欲死欲仙」一類的辭藻。試想傻子和醉鬼及精神異常的人，對於事物和他人的判斷怎麼還會正常？怎麼能保證不出錯誤？最好的預防措施是多聽聽專家和過來人的意見，不要太固執。

至於經過熱戀階段的人，清醒過來，都會慢慢發現自己眼中完美無缺的偶像，原來不過是個凡夫俗子。有的人覺得自己當時「看花了眼」，從而有意識調整自己的期望值，建立與配偶的民主關係；有的人認為對方欺騙自己，從而把過去柔情蜜意的愛情看成子虛烏有，最終導致「家庭大戰」的爆發。可見，愛情的力量是有限的，因為這不僅僅取決於一方的真誠感情，還要求另一方的真心付出。另外，你是否可以用一生的幸福來打賭？是否考慮過父母的心理感受，以及將來對孩子教育的影響。人生不可以重新來過，當你後悔的時候，一切都已經來不及了，你可一定要慎重考慮。

為了考驗訂婚男女是否適於過婚姻生活，德國某地有一種古老的風俗。婚禮前，新郎新娘被帶到一塊空地上，那兒有一棵砍倒的樹。他們要用一把兩端有柄的鋸子，把樹幹鋸成兩段。這個考驗可以看出他們彼此合作的願意程度如何。這是兩個人的工作，如果彼此不信任，他們便會反著拉鋸，結果一事無成。如果其中一個想當主力，什麼事都自己做，即使另外一個甘於如此，這件工作也會事倍功半。只有兩人協調努力，才會取得預想的效果。看來，德國村民已經認識到合作是婚姻的首要前提條件。那麼，愛情意味著什麼呢？愛情是一種相互依賴關係。在這種關係中的一方為了保持一種基本的安全感，總是圍繞另一方的需要安排自己的生活：如果不照顧對方的利益，他（她）就無法感到自信。

如何面對因為外遇而離婚？

◎案例

今年38歲的宋女士，丈夫是某公司的經理，近半年來，她發現丈夫的生活方式有了明顯的改變，每晚不是在電話中與人「調情」，便是單獨開車外出，直到半夜才回家。每當她問及丈夫這些行為時，丈夫總說有事或說她「神經過敏」。為了顧全丈夫的面子，不便進行太公開的追查，以至疑團難消，寢食不安，漸生離異的想法。

還有一位陳女士，剛30出頭。丈夫是中學同學，自「第三者」介入一年多後，丈夫對她的態度便變得不復以往，打罵折磨已是家常便飯，身上至今傷痕累累，無法上班，只好弄些病假單去掩飾。目前正為離婚而焦慮，因她捨不得4歲的兒子。

◎省思

一個人由兒童變為成年人，變為父母，建立了家庭和自己的事業。在這一過程中，面臨的最大挑戰就是婚姻問題。婚姻和諧，需要伴侶彼此承諾和負責任。只有許下一個堅定不變的承諾，婚姻才能成其為婚姻。這個承諾包括生兒育女，教育和培養他們。任何人對婚姻的態度都是對其生活方式的表達。如果夫妻雙方都同意保留彼此的「自由」，那麼他們也不可能形成真正的伴侶關係。為了自由，一方可以不忠於另一方，可以從一個人那兒逃到另一個人那兒，不必為愛情負全部責任。他們總在幻想一種浪

漫關係，從而忽視了對子女的教育。這樣的婚姻必然會亮紅燈。

　　從心理學角度看，婚變大致分為五個階段：糾紛，戒備，裂痕，猶豫和破裂。糾紛即矛盾的產生；戒備指各自留一手，不再坦誠相待，開始提防對方了；裂痕指到了離心離德的狀態；猶豫指離婚前的思想鬥爭；破裂當然是指分道揚鑣，各奔東西。焦慮症狀在猶豫期中表現得尤其明顯，這時可向心理醫生、知心朋友和家人盡情傾訴自己內心的苦惱，因為不良情緒若得不到宣洩的話，是會積鬱成疾的。很多身心疾病、神經病，甚至重性精神病往往是這樣誘發的。

　　另外，提高離婚者的理性認識也是一個重要方面。果斷地結束這種「死亡婚姻」，早日掙脫精神的枷鎖。大多數父母捨不得孩子的心情是可以理解的，因為這是實際問題。但應考慮到離婚固然會給孩子帶來問題，但矛盾層出的家庭對於孩子的成長同樣不利。沒有感情的婚姻不值得留戀，「當斷不斷，反受其亂！」

老了，老了，我這是怎麼了？
◎案例

　　老張也是在退休之後才發覺，賦閑的日子並不好過。自從退了休，不但精神不好，身體也每況愈下，只是半年的時間，原來身子硬朗、腿腳靈活的老張就變得老態龍鍾，整天不是頭疼就是腦熱，走路的時候總想彎著腰。原來緊張有序的生活沒有了，公司裡同事之間的歡聲笑語也沒有了，取而代之的是吃飯、休息、看電視。老張經常一邊哀歎自己老得不中用了，一邊看著從醫院買回來的一堆藥發呆，似乎哪一種藥都治不了他的心病。

　　孫大媽今年75歲，身體本來還可以，每天遛彎兒回家都爬上3樓，很少乘電梯。最近半年，幾位要好的老朋友相繼去世，孫大媽的心情也每況愈下。她總是在心裡犯嘀咕，憂心忡忡地覺得死亡離自己也不會太遠了。整天這樣想著，就覺得自己身上的毛病也突然增多起來，舉手投足都感到無力。「我到底還能活多長時間呢？」這是孫大媽經常想的一個問題。

　　65歲的裘女士經濟條件較好，孩子也都長大成人，對裘女士的再婚也很理解。但新老伴的兒女們卻不容她，總懷疑她和他們的父親再

婚是圖他們的房子和財產，每次見了她都像見了敵人似的，無論她怎樣努力和解釋都沒有用。耳邊的冷言冷語她可以不在乎，但讓她難以接受的是，後來她的再婚丈夫也不信任她，竟提出離婚。裘女士不想離婚，畢竟出一家進一家不容易。然而，她後來終於同意離了，因為拖下去也沒有意義。從此，裘女士陷入了深深的抑鬱之中，不願與人交談，不信任任何人，甚至失去了生活的信心。她自殺了，一個原本追求幸福的生命消失了。

◎省思

　　在龐大的老年群體中，不乏生活的積極進取者，他們精神勃發，老當益壯，成為老有所為的精英。然而，在銀髮群體中我們也看到了另一種現象。那就是人到老年之後生命軌跡的改變。他們或是精神上的孤獨者，或是生活中的寂寞群落；他們似乎對晚年生活失去了信心，用愁苦和孤寂的心境打發那些無趣無聊的日子；他們常常想法怪異、行為失常；他們同生活「叫囂」、和老伴兒「較勁」、同子女「衝突」；他們逃避現實，懷疑一切，悲觀絕望甚至會想到自殺……。

　　為什麼會出現如此大的反差？在埃裡克森看來，老年期主要工作都差不多已經完成，是回憶往事的時刻。過去生活順利度過的人，具有充實感和幸福感。這種人不懼怕死亡，在回憶過去的一生時，自我是整合的；而過去生活中有挫折的人，在回憶過去的一生時，則經常體驗到失望，因為他們生活中的主要目標尚未達到，過去只是連串的不幸。這種人不願匆匆離開人世，對死亡沒有思想準備。如果這一階段的危機得到積極解決，就形成智慧的品質；如果危機是消極解決的，就會形成失望和毫無意義感。

　　另一個具有普遍意義的原因在於許多老年人在經濟上很難獨立，同時老年人一般都疾病纏身，使得老年人常常在關注自身健康問題時又不得不看晚輩的臉色，自卑和憂慮情緒佔據了他們的閒暇時間。老年人常產生被遺棄感，他們比較敏感，因此，晚輩不經意的一句輕視老年人的話，就會讓他們沈默著走進抑鬱。

　　因此，老年人不僅需要年輕一代在經濟上和體力上的幫助，同時也需要年輕一代在情感上的關懷。此外，老年人退休前應對自己有足夠的了解和心理準備，以免陷入自我心理矛盾中。在所有老年人心理出現緊張和障礙的萌芽期進行心理調適，是預防發精神病的有效手段。

身心互動

人們都希望自己「身心健康」。怎樣才能做到這一點呢？其實這個問題不難回答。當人們達到「身體、心理和社會三者合而為一」的綜合指標時，身心狀態肯定是最健康的。《黃帝內經》（簡稱《內經》）中曾有句名言「百病皆生於氣」，是很有哲理的。這部醫學經典以獨特的眼光看待人的生理病理現象，看待人的身心關係。近代醫學更是明確提出身心疾病的概念。現代研究顯示，長期情緒不良會導致人體免疫功能下降，因而感冒、肝炎甚至癌症等疾病都與心理因素有關；而人體素質、內分泌腺體活動、生理病變，母體懷孕期間的藥物、營養，分娩過程中出現的早產、難產窒息等因素都會對心理健康產生影響。

身心疾病的心理成因

從疾病的原因及疾病的表現來看，可以把疾病分為三大類：生理疾病、心理疾病和身心疾病（也稱心理生理疾病）。身心疾病，指的是心理社會因素在疾病發生及病程演變中起重要作用的身體疾病。

身心疾病的發病因素十分複雜，既有生物學因素，如遺傳因素；又有社會因素，如緊張生活事件對身心疾病起激發作用（扳機作用）；還有心理因素，如人格特徵、情緒狀態和童年精神上創傷諸因素。這幾方面因素往往交織在一起，共同起作用，從而產生身心疾病。下面，著重介紹一下心理因素對這類疾病的影響。

消極情緒： 如焦慮、憤怒、恐慌、悲觀、抑鬱等情緒，易導致身心疾病的發生。如憤怒、焦慮、恐慌情緒易造成心血管機能紊亂，而產生高血壓、狹心症；如果長期壓抑、悲傷，易導致胃腸神經功能紊亂，從而產生潰瘍病或慢性潰瘍性結腸炎等病。醫學家對胃造瘻管伴有胃黏膜疝的病人進行觀察，發現其情緒愉快時，黏液分泌及血管充盈增加，胃壁運動增強；而悲傷、自責、沮喪時黏膜蒼白，分泌減少。

個性特徵：對產生身心疾病亦有很大的影響。如50年代美國醫學家弗裡德曼等人對100餘名企業人員進行長期觀察發現，約有75%的人心臟病發作主要是因為工作過度緊張、過度疲勞。對年輕的狹心症患者進行回顧性分析，他們的行為類型表現為不可抑制的進取心、爭強好勝、醉心於工作、常有時間緊迫感，特命名為「A型性格」。另一類型表現為無競爭性、喜過鬆散生活、無時間緊迫感，命名為「B型性格」。他們隨機抽取男性A型、B型性格各83名進行研究，在年齡、飲食、吸煙等大致相等條件下，經過追蹤觀察，「A型性格」的人狹心症患病率為28%，而B型性格者僅有4%。我國楊菊賢教授等人按弗裡德曼的標準，對各種職業3361人進行行為模式與狹心症相關性研究，A型和B型性格的人患病率分別為9.76%和3.70%，前者比後者多2倍多。

NOTE

常見的身心疾病：

(1)循環系統疾病：如狹心症、原發性高血壓、原發性低血壓、心律紊亂等。

(2)呼吸系統疾病：如支氣管哮喘、過敏性鼻炎、過度換氣綜合症等。

(3)消化系統疾病：如消化性潰瘍、潰瘍性結腸炎、神經性厭食等。

(4)泌尿生殖系統疾病：如陽萎、月經紊亂、經前緊張症等。

(5)其他疾病：如類風濕關節炎、偏頭痛、神經性皮膚炎、慢性蕁麻疹、青光眼、惡性腫瘤等。

身心疾病的發病原理

　　僅僅作為一種訊號的心理社會因素，是怎樣導致身體的病理改變而產生身心疾病的呢？概括為緊張刺激→情緒反應→功能障礙→細胞疾病→組織結構改變。根據各方面的研究成果顯示，心理社會因素（緊張刺激）透過中樞神經系統（情緒反應）、內分泌系統（功能障礙）及免疫系統（細胞疾病）影響身體機能（組織結構改變）。詳細情況分述如下：

1.透過神經系統起作用

　　情緒狀態和行為與邊緣系統、額葉關係密切。當人們由於心理緊張而產生緊張狀態時，產生的情緒變化以脈衝的形式透過大腦皮層影響交感和副交感神經的機能，導致心跳加快或減慢，血壓升高或降低，血糖升高或下降等生理變化，久而久之，可導致器官發生病理性改變。

2.透過神經內分泌系統起作用

　　當身體處於緊張狀態時，腦下丘的神經內分泌功能發生改變，可影響到體液調節系統，如腦下丘－垂體－腎上腺調節系統、腦下丘－垂體－甲狀腺調節系統及腦下丘－垂體－性腺調節系統。如果使腎上腺皮質功能亢進，腎上腺皮質激素增加，就會抑制免疫功能，從而影響免疫系統。

3.透過免疫系統起作用

　　實驗研究證明，緊張不但影響中樞神經功能、體液調節功能，還影響免疫功能。如心因性焦慮、抑鬱反應的病人，其刀豆球蛋白A誘導的淋巴細胞轉化率顯著低於常人。情緒反應愈重，免疫功能受損也愈重。在學生考試後，唾液檢查可見免疫球蛋白下降。

　　可見，心理與社會因素是產生身心疾病的重要原因，而其仲介機制主要是透過中樞神經系統、內分泌系統及免疫系統來起作用的。因此，為了要治療及預防身心疾病，必須重視心理治療，必須減少心理與社會因素的不良刺激，使人保持情緒穩定，身心愉快。

常見的身心疾病

◎青光眼

臨床上證明，重大情緒因素、精神創傷和過度勞累使大腦皮層功能紊亂、興奮和抑制功能協調障礙，造成植物神經功能失調，不能很好地控制眼壓，易導致青光眼。

◎美尼爾氏病（發作性眩暈病）

一般認識是內耳淋巴代謝失調，但醫學家發現，不少病例是在不良心理刺激下發病、加重和復發的，眩暈發作與情緒交織在一起形成惡性循環。消除不良刺激後，症狀可緩解，或發作次數明顯減少，心理和藥物的綜合療法可使該病緩解。

◎職業性失聲、聲音嘶啞

除由於過度發音或發音方法不當外，許多患者在病前常有意外精神刺激。情緒障礙透過大腦皮層與皮層下中樞使植物神經系統發生功能障礙，迷走神經發放的脈衝增強，喉黏膜末端血管痙攣，血流障礙，出現局部充血、腫脹、滲出、出血等病變，引起該病發生。

◎咽喉異感症

患者體驗到咽喉部有不適的異常感受，如阻塞感、黏著感、蟻走感、緊迫感等。異常感覺時輕時重、部位不定，使病人情緒緊張、心神不寧、疑慮重重。鼻、咽、喉部器質性病變，如癌症、頸動脈炎、舌骨大角綜合症、缺鐵性綜合症可以引起咽喉異感症，功能性疾病如神經衰弱、植物神經功能紊亂、更年期綜合症等也可以出現咽喉異感症。這些功能性疾病的患者常常是膽小多慮，有疑病傾向，過度自我注意和自我暗示。如果經過檢查排除了器質性病變，採用心理—藥物綜合療法，一般預後較好。

中國的身心醫學

　　翻開中國古代醫家的醫著，中醫先哲們從整體宏觀的角度探討了「形神」即身心間的病理關係，構築起身心醫學體系。形成了具有民族特色的「臟腑藏神」、「七情內傷」的理論和本土化的「情態相勝」的操作技術，留下了耐人尋味的經典醫療案例。中醫認為神、魂、意、志是個體心理活動的內容，心理與生理是不同層次的人體生命存在與活動的形式，它們都是臟腑機能活動的結果，「五臟者，合神氣魂魄而藏之」。即神、魂、魄、意、志等精神活動由五臟所主。

◆**腎主志**：志，主要指記憶的保持，或者對自己行為的指向（目標）的約束、控制。「志」的強弱首先取決於先天之本的「腎精」，與個體遺傳、氣質、體質有關。腎精的充沛與否決定著個體意志的大小與堅定程度。其次，與後天之精氣及心血的滋養也有關係。若脾氣不足，心血虧虛，也會影響腎臟主志的功能。

◆**心藏神**：心的活動包括感覺、知覺、思維等活動。心神的強健充沛是智慧的反映。無論智力大小程度如何，倘若對客觀事物的認知、判斷失真，歪曲了客觀事實，而虛構了一個偏離客觀世界的主觀世界，並因此而產生不合理的異常行為，則是心神錯亂之病症。

◆**肝藏魂**：魂，知覺的一種。魂是伴隨心神的無意識領域的活動，對心神起著輔助與調節的作用，並參與情緒作用。

◆**肺藏魄**：魄為一種知覺。魄為依附形體而存在的一種精神活動，是精氣的輔佐。

◆**脾藏意**：一種回憶的狀態。後天水穀精氣影響脾臟對思維認知的作用。

生理損傷的心理治療

《晉書‧樂廣傳》記載：樂廣在汲縣任縣令時，一日，縣主簿杜宣前來拜見，樂廣請他喝酒。此時，北面牆壁上懸掛著一張紅弩，而它的影子恰好照在杜宣手中的酒杯裡，形狀如同一條蛇，杜宣心中又害怕又厭惡，卻又無法推辭，不得不喝下了這杯酒。杜宣回去後，當天就覺得胸腹疼痛難忍，以至日後飲食不進，身體一天比一天衰弱。他請了許多大夫，用各種方法治療，都不見效。後來，恰巧樂廣有事路過杜宣家進去探望，見他十分瘦弱，便問是什麼緣故。杜宣此時再也不想隱瞞，只好實話實說：「酒杯裡的那條蛇進到我的肚子裡去了。」。樂廣當時心裡很納悶，回到了縣衙門，想了很久，百思不得其解，無意間一回頭，看見了牆上掛的那張弩，一下恍然大悟，心想一定是它在做怪。樂廣派人到杜宣家，請他到原來喝酒的地方，重新擺上酒。這時，酒杯中又出現了蛇的影子。樂廣對杜宣說：「那是牆上弩的影子，並沒有其他的東西在作怪。」杜宣這才一下消除了疑團，非常高興，病也從此痊癒了。

一個患過傷寒的青年男子，由於同病房有一淋巴瘤患者曾與他交談過患病經驗，遂擔心自己也患淋巴瘤，傷寒治癒出院後仍惶惶不安，胸悶、失眠，訴說頸旁淋巴結疼痛，雖服鎮靜藥仍不能解決問題，經過疏導、認知等心理治療遂能釋然開懷。

縱觀古今，這類「杯弓蛇影」的病例並不少見，治療方法也不複雜。試想：如果不對他們進行心理疏導，結果會怎樣？或許原本沒有的病還真讓他們得上了。

醫學專家從醫療生涯中深刻體會到，從單一的生物學的醫學觀已不能圓滿地解釋疾病的發生、發展及痊癒。很多病人的患病感覺或感到不適的感覺可以由心理與社會因素引起，理解和消除這些症狀，單用生物醫學方法不行，必須採用心理治療，使心理社會問題得到解決，患病感覺才能從根本上消除，病人才能治癒。俗話說：「心病還須心藥醫」就是說的這個道理。因此，他們指出：現在的醫學模式應是「生物－心理－社會」的醫學模式。現代生物－心理－社會醫學模式的

確認使醫生治療疾病的手段由「服藥、手術、物理治療」變爲「服藥、手術、物理治療和心理治療」。

專家們在探索癌症病因的過程中發現，經常產生較強烈的不良情緒，如焦慮、憂愁、悲傷等，並過度壓抑這些不良情緒，使其不能得到合理宣洩的人，容易患癌症。他們還發現，癌症之所以能自癒是因爲患者體內的免疫功能大大增強（樂觀的人免疫力明顯提高），從而抑制癌細胞生長。

由於心理治療有不同的理論和方法，治療目標也各不相同，加上治療者訓練程度和經驗的差異，使得人們對不同類型心理治療的理論和方法頗有爭議，但是，心理治療在疾病防治中具有不可替代的地位已是不爭事實。下面，我們就以一些典型的疾病爲線索，談談心理療法的運用。

音樂療法──改善神經系統平衡功能
◎原理

《黃帝內經》早有記載：宮音悠揚諧和，助脾健運；商音鏗鏘有勁，使人安寧；角音流暢平和，助人入眠，徵音抑揚有致，抖擻精神；羽音柔和透徹，啓迪心靈。

自20世紀50年代以來，音樂療法運用於臨床實踐，在神經系統調節方面取得了顯著療效，現已得到世界公認。

優美的旋律能陶冶性情，淨化靈魂，擺脫困擾，振奮精神。由於每首樂曲節奏、速度、音調不同，可產生興奮、激昂或鎮靜、降壓作用。美妙的音樂還能使人體分泌有益健康的激素腦啡呔，使人產生一種心曠神怡、輕鬆愉快的感覺，此時痛覺減輕，注意力、記憶力提高，想像力、創造力豐富。

◎施行方法

有充分證據顯示，音樂療法具有健身延年功效，是中老年人理想的心理保健方法。當然，重要的是因人而異，對症下「樂」。以下是國內醫學心理學家推薦的音樂處方。

（1）精神萎靡、情緒低落：<步步高>、<金蛇狂舞>、<採茶撲蝶>、<喜洋洋>。

（2）食慾不振：<花好月圓>、<歡樂舞曲>、<娛樂昇平>等。

（3）過度疲勞：<假日的海灘>、<錦上花>、 <矯健的步>、<歡樂的天山>等。

（4）夜間失眠：<二泉映月>、<平湖秋月>、<燭影搖紅>、<春思>等。

（5）高血壓、狹心症：<平沙落雁>、<春江花月夜>、<姑蘇行>等。

（6）煩躁不安、心悸：<雨打芭蕉>、<江南好>、<樓臺會>、<化蝶>等。

漂浮療法──改善血液循環

◎原理

漂浮療法是美國近十年來最新發展的綜合心理治療方法，目前在加拿大、日本及歐洲迅速普及。

此療法讓受試者十分輕鬆地漂在漂浮器中，有效地限制了外界環境的刺激，使人的意識產生「虛無」或「空白」，肌肉可以達到深度放鬆，對於消除緊張、焦慮、頭昏、失眠等症狀有「立竿見影」的效果，且有「維持效果」。

◎施行方法

在漂浮器中放入具有增加浮力，調節血壓，改善血液循環、接觸痙攣等作用的藥物，對於高血壓、狹心症、腦血管疾病、類風濕性關節炎等身心疾病具有良好療效。

漂浮療法可以促進大腦右半球的功能，從而增強空間想像力和創造力，使受試者的學習效率大為提高。

行為療法——抑制焦慮反應

◎原理

對於身心疾病首先是採取有效的身體治療以解除症狀、促使康復。如潰瘍病的制酸藥物、高血壓病的降壓、支氣管哮喘的支氣管擴張劑治療等。如想要獲得持久的療效，降低復發率，則需要進行行為治療。行為療法的基本思想是異常行為像正常行為一樣都是習得的，這意味著非器質性精神障礙都是人們應付生活和環境的結果。常見的行為療法有：系統脫敏療法、暴露或衝擊療法、厭惡療法、標記獎勵法、示範療法、理性情緒療法。下面，我們介紹兩種利用高科技手段治療身心疾病的行為療法。

◎施行方法

(1) **生物反饋療法**：此法採用現代電子技術，將生物體內生理功能給予描記並轉換為聲、光等反饋訊號，使受試者根據反饋訊號學習調節自己體內不隨意的內臟功能及其他身體功能，達到治療疾病的目的。常用的儀器有：肌電反饋儀、溫度反饋儀、皮膚電反饋儀及腦電反饋儀。主要適應於高血壓病、潰瘍病、偏頭痛、性功能障礙等。

(2) **眼動療法**：此法是一種眼動脫敏和再加工治療方法，由美國醫生夏皮諾於1987年創立，1990年做為一種心理療法在世界範圍內傳播，並成立了國際性的研究組織。目前美國已有近萬人在使用這種方法。主要適應於抑鬱、焦慮、多夢以及多種創傷後的恐懼等。

當一個人經歷過創傷，當時的場景、聲音、思想、感覺會被「鎖定」在神經系統中。在某種特定狀態下，治療師按手指移動的不同方向、速度，讓患者眼球隨之移動數十次，這樣可以有效地解開神經系統的「鎖定」狀態，並對創傷的經驗在大腦中進行再加工。

在行為治療過程中，輔以精神藥物和安慰劑治療，並調節人體內環境。據研究，很多症狀都是內環境失調引起的，如激素分泌的過多過少，維生素、微量元素的過量或缺乏。

NOTE

所謂「安慰劑效應」，是指在治療中向病人提供安慰劑、由治療的期望而造成的症狀減輕或病情的好轉。安慰劑是指用生物學上的屬中性的物質做成使受試者或病人相信其中含有某種藥物的藥丸或製劑，如用沒有藥物活性的物質澱粉等製成與真實藥物一樣的劑型做為安慰劑。

疏導療法：外傷病人康復治療

◎原理

透過對外傷病人動態觀察發現，心理因素可透過身體神經、體液調節引起病人生理與病理上的變化，並對傷病的發展和康復有著明顯的影響。運用疏導療法，將病人的心理失衡反應轉化為有利於康復治療的心理正性反饋，利用心理穩定促進傷病的好轉和康復。

◎施行方法

另外，要按病程的不同階段及臨床表現採取不同的治療措施。應注意心理治療和藥物治療的結合。

(1) **心理治療**：給病人以恰當及時的心理治療，常能使病人自身感覺及情緒大為好轉。心理治療的內容主要是耐心解釋，使病人了解自己所患疾病的本質，消除不必要的顧慮、恐懼及悲觀情緒，指導他們調整生活，注意飲食和積極配合各種治療措施。

(2) **藥物治療**：一般應注意保護病人，使其安靜臥床，控制興奮，防止患處感染和病變。對焦慮、憂鬱狀態可予抗憂鬱藥和鎮靜劑。

(3) **飲食控制**：飲食應合理選擇，多吃少鹽和素淡食物，少用脂肪類及辛辣味的食物。

外傷病人的消極心理

(1) 焦慮心理：病人由於想到傷後會留下後遺症，從而表現出焦慮不安、恐懼煩躁、失眠頭痛等症狀。醫護者在檢查治療時，除了動作做到準確、輕柔、避免粗暴之外，還應解除患者的負性心理反應，使其增強戰勝創傷的信心。

(2) 自卑心理：病人由於身體創傷引起精神上的痛苦，從而表現為情緒低落、寡言少語，甚至導致精神抑鬱，意識模糊，行為紊亂。為使患者在心理上獲得完整的再適應能力，較快康復，醫護者可透過積極的人體語言影響患者，如與其談心、交朋友。

(3) 消沉心理：由於病人生活環境、受教育程度和性格的不同，有的熱情開朗，情緒飽滿，能較好地配合醫護者，克制自己的傷痛和其他不利於傷病治療的因素：有的卻孤僻乖張，終日愁眉苦臉，與醫護人員的配合度差。對於這種情緒消沉的患者，要觀察他們的表情、姿勢、態度和行為，分析其心理反應。

Chapter3　心理暗礁

亞健康是什麼？

「亞健康」最早是20世紀80年代美國醫學界提出的命題，當時稱此類症狀為「雅皮士流感」，因為在80年代早期，這種怪病主要發生在三四十歲、經濟寬裕的知識女性中。隨後求診的人越來越多，在世界各國不同年齡、種族和階層的人當中都發現了同樣的病例。處在亞健康狀態的人群有同樣的特點：說沒病吧，卻總有疲勞、失眠、情緒不穩定等種種不適；說有病吧，常規化驗卻又說不出個所以然來。全世界醫學家對此也沒辦法，只能將其定義為「介於健康與疾病之間，一種生理功能低下的狀態」。

隨著生活節奏的加快，亞健康在全世界不斷蔓延，並且發病人多集中於20～45歲之間，這種怪病發生在工作緊張的上班族身上特別多。國際勞工組織的一項調查顯示，在英國、美國、德國、芬蘭和波蘭，每10名辦公室職員中，就至少有一人處在亞健康狀態。越來越多的醫學專家認為，亞健康正在成為威脅全球的「世紀病」。雖然專家們已經研究了十幾年，但到目前為止，全世界還沒有一個具體的標準化診斷參數。

「亞健康」經常被診斷爲疲勞綜合症、精神衰弱等，它在生理上表現爲疲勞、乏力、活動時氣短、出汗、腰酸腿疼等；而在心理上則具體表現爲精神不振、情緒低沈、反應遲鈍、失眠多夢、注意力不集中、記憶力減退、煩躁、焦慮、易受驚嚇等。另外還需注意的是，亞健康並不是一個恒定的狀態，即使是健康人，在人體生物周期中的低潮時期，也會在一個特定的時期內處於「亞健康」狀態。亞健康狀態是身體介於健康與疾病之間，一種生理功能低下的特殊狀態，是身體尙無器質性病變僅有某些功能性改變的「灰色狀態」，或稱「病前狀態」、「亞臨床潛病期」等。它是由於個人心理特質（如過於好勝、孤僻、敏感等）、生活事件（如工作壓力大、晉升失敗、被上司批評、婚戀挫折等）、身體不良狀況（如長時間加班勞累、身體疾病）等因素所引起。

「亞健康」的症狀
· **三減退：**包括活力、反應能力、適應能力減退。
· **三高一低：**高血脂、高血糖、高血黏稠度、低免疫力。
· **五病綜合症：**肥胖病、高血壓病、狹心症、糖尿病、中風。

「亞健康」的發展階段
· **輕度身心失調狀態：**其特徵是疲勞、失眠、食慾不振、情緒不穩定。
· **潛在臨床狀態：**特徵是人的活力、適應力和反應能力減退。
· **前臨床狀態：**進入疾病的前期邊緣狀態。亞健康最令人困惑不解的是其症狀比較複雜。

「亞健康」三種類型
· 以身體症狀爲主的身體亞健康狀態
· 以心理症狀爲主的心理性亞健康狀態
· 以人際交往中的不良症狀爲主的人際交往性亞健康狀態

「亞健康」的特點

· **時間短暫：**此狀態持續時間較短，一般在一週以內能得到緩解。

· **損害輕微：**此狀態對其社會功能影響比較小。處於此類狀態的人一般都能完成日常工作學習和生活，只是感覺到的愉快感小於痛苦感，「很累」、「沒勁」、「不高興」、「應付」是他們常說的辭彙。

· **能自己調適：**此狀態者大部分透過自我調整如休息、聊天、運動、釣魚、旅遊、娛樂等放鬆方式能使自己的心理狀態得到改善。少部分人若長時間得不到緩解可能形成一種相對固定的狀態。這少部分人應該去尋求心理醫生的幫助，以得到調適。

生活中常見的不健康因素

據權威機構調查稱：「亞健康人」佔全部人口比例的70%～80%，同樣具有權威的機構又稱：認為「健康」是「人生頭等大事」的人佔全部人口比例也是70%～80%。70%～80%的人追求「健康」的結果是造成70%～80%的「亞健康人」！這是一種巧合呢，還是一種無形的諷刺？我們不斷地追求健康，卻又不斷地損害著我們的健康。因為在我們的生活中，實在有太多的習慣和行為是與健康相去甚遠、甚至南轅北轍的。

競爭形成巨大的壓力

生活在現代都市中的人們，除了快節奏的日常生活外，還面臨諸多挑戰。譬如處理複雜的人際關係；升遷、降級、失業；怕被同事、社會輕視等。諸多追蹤調查顯示，壓力是造成亞健康狀態的重要元兇。壓力直接影響到人的心理狀態，當人的心理調整出現問題，就會發生情緒障礙，如焦慮、抑鬱、恐懼、氣憤等，這些負面情緒使身體的神經與內分泌紊亂，抗體減少，身體對外界有害因素的抵抗力減弱，由此引發一系列的身心疾病。如每天面對電腦的腦力勞動者，追蹤研究

發現他們最大的問題是精神過度緊張而造成神經系統的疲勞，最後引起身體多方面的症狀，如頭暈、倦怠、失眠等，他們普遍消化系統也不好，嚴重的還會毫徵兆地「過勞死」，這是一種由於腦力勞動過度疲勞而造成的心腦血管疾病的突發現象。這些雖然呈現多方面的症狀，卻沒有明顯的病因或器官性病變，完全是因為工作壓力太大，工作量太多，工作時間過長所致。

NOTE

專業人士建議面對沈重生活和工作壓力的現代人，一定要時常提醒自己進行心理減壓。比如聽一段輕鬆而舒緩的音樂，10分鐘即可，一天3～4次：說幾個幽默而風趣的笑話，開懷大笑幾次：做一些簡便、易行的體操（在隨後的章節裡我們還將講到放鬆訓練的技術）：用冷水洗臉：向能見到的最遠的建築物眺望，盡量看清裡面的人物或屋頂的設施：在周末的時候能夠出外遊玩，徹底放鬆自己。此外，在工作之餘，不要老是把工作中的事情放在心上。要保持樂觀而恬淡的心境，在進退之間維繫心理平衡。

超負荷的工作方式

現代化的社會造就了現代化的作業環境和工作方式。由於產業結構的整體變化，以知識密集型爲主的第三產業超越了傳統產業，從而使傳統的佔職業病首位的塵肺、中毒等患病率逐漸減少，而以往不太多的職業傷害、職業病和工作相關疾病逐漸增多。目前召開的中國國際亞健康學術成果研討會透露，中國目前大約有七成的人口處於亞健康狀態，在這些人群中，知識份子和企業管理者的比例又達到七成左右。現實社會日趨激烈的競爭壓力，人們用心用腦過度，身體的主要器官長期處於非正常負荷狀態，不僅導致亞健康人群的大量出現，而且導致肥胖、高血壓、心腦血管疾病、糖尿病等慢性疾病也接踵而至。長期缺乏體力勞動和鍛煉的人們，其心肌收縮力減弱，心臟冠狀動脈的血流量減少，影響到心肌的供養狀況和營養，使血液的氧飽和度降低，血液黏稠度增加，故久坐辦公室的人患動脈硬化、高血壓、狹心症等心腦血管疾病的機率更大。

NOTE

工作之餘要積極參與體育鍛煉和娛樂活動，這是提高和放鬆情緒的良藥。你可以制定一個適合你自己的鍛煉計劃，比如慢跑、騎車、健身體操等，透過身體運動來轉移心理疲勞。另外還可在閒暇時候投身於自己感興趣的愛好娛樂當中，如聽音樂、聊天、旅遊及收藏；或者和和朋友去看場電影，以此為寄託而忘卻疲勞。當然，工作中的煩惱和憂愁也要儘快抒發出來，不要悶在心裡。正如大禹治水，要善於疏導不良情緒，否則積累越深，爆發就越嚴重。

淡漠的健康意識

1999年，衛生部疾病控制司做的一項高血壓調查發現，35～44歲年齡層人是對高血壓病知曉率和治療率最低的人，也是健康意識最淡漠的人群。據醫務人員介紹，像心腦血管疾病、糖尿病、腫瘤等對人體健康威脅較大的疾病，其實早在中青年時期就已經埋下了禍根。但是，由於平時缺乏健康教育，一部分人的健康意識非常淡薄他們對已經出現的健康預警訊號置之不理，甚至在血壓很高時，還悄悄把假條放在口袋裡裡繼續工作。這樣一來，小病拖成了大病。其實，對於辦公室一族而言，只要有足夠的健康意識，許多疾病是可以得到預防和控制的。防病未然是現代的保健意識。由於目前很多疾病沒有很好的解決方法，尤其是癌症、心腦血管意外、精神崩潰等，待患了這些疾病再去治療，已是「亡羊補牢，爲時晚矣」。

錯誤的價值觀

人生在世，什麼才是最重要的東西？什麼是值得一生努力去博取的東西？在對事業的追求上，有些人具有急功近利的傾向，他們往往經不起失敗的打擊。由於他們對成功的期望很高，且不想耗費太多的力氣，總想以小搏大，希望事半功倍，可現實又往往不因人的主觀意願而改變，當然就容易失望、失落。也有些人因急於求成而拚命工作，不斷自我加壓，總是苛求自己，出現「生命透支」的現象，結果常常因心有餘而力不足導致失敗，並誘發憂鬱症、自閉症等心理障礙。對於成敗得失看得過於重要，因此心理上總是患得患失。將全部精力投入到錯綜複雜的人際應酬中，而忽略了親情友情；將所有時間安排到工作行程中，而拋棄了人生應該享受的閒暇和安樂。功利心太強的人，往往私心雜念多，也容易目光短淺，心胸狹窄，與別人的衝突就多。看開人生，心理的相容性就大，看淡名利，清心寡欲，就避免了許多無謂的紛爭。最大的思想之患莫過於患得患失。內心世界充滿了強烈的矛盾衝突的人，靈魂是很難得到安寧的，也很難獲得幸福感。真正要做到看開人生，淡泊名利，「如煙往事俱忘卻，心底無私天地寬」才是健康、美滿人生的基礎。

NOTE

「人非聖賢，孰能無過？」，生活在浮躁、喧鬧、紛亂錯雜的都市人，其心態自然也複雜多變，不能不受到環境的影響。因此，正如冰心所言：「心靈的燈光在喧鬧中熄滅，在寂靜中點燃」，陶淵明不也是「問君何能爾，心遠地自偏」嗎？但是只要你有一顆平淡的心，在忙碌了一天之後，能夠在夜晚休息之前，靜靜地躺在床上想一想「真正的快樂是什麼？」這種自我反省的方式就像大海中航行時的一個方向盤，不會使你在茫茫人生中迷失方向。

複雜的人際關係

現代社會的工作模式和生活環境，一方面給人們提供了諸多的便利，另一方面也減少了人與人之間的交流。機械化、形式化的工作、學習，往往佔去了人們的大部分時間，使得人們之間的情感交流變得越來越少，孤獨成為人們生存的顯著特徵。利益交織形成的各種衝突，又使人際關係變得複雜化，使得人們建立和處理人際關係變得更加謹慎和困難。社會生活的複雜性、多變性，給人們的戀愛、婚姻、家庭生活的穩定性產生了越來越多的衝擊，使得人們之間的情感聯繫薄弱，情感受挫的機會增多，進而降低了人們對情感生活的信心，影響了人們情感生活的質量。工作之外則是無休止的應酬，真是像歌中唱到的那樣：「說著言不由衷的話，戴著偽善的面具」。有人說，人是感情的動物，在這樣的環境中，真實的感情從何而來？怪不得王菲的「只愛陌生人」那麼流行。

人是在社會中生存的，與人接觸不僅是生活的必要，也是健康人格發展的必須。我們常常從別人那裡我們得到鼓勵、溫暖和愛，享受生活的樂趣和意義，而孤獨、寂寞的時候往往情緒低落、消極、悲觀。因此，要經常與朋友保持聯繫，寫信或發電子郵件都可以維繫感情，受到遠方友人的一句問候，會在忙碌的日子裡多一份溫馨；同時也要經常與身邊的人培養感情，一起出去吃飯、娛樂，在歡樂的氣氛中消除平日工作中的積怨，建立親密的友誼。心理學家認為，閒聊這種慰藉性的交際活動是人類本能的一種需要，人們透過這種交際活動排解寂寞，得到心理安慰。因此，適當地運用各種方式閒聊，好好地休息一下，讓緊張的情緒充分鬆弛下來，就能達到消除疲勞，增進健康的作用。所以，有空還是找親朋好友多聊聊吧！

污染的都市環境

交通擁擠、住房、辦公桌一張張緊密相連，使人們生活的空間過分窄小，長期在壓力狀態下工作和生活無形中會使人情緒低落、壓抑、緊張、易發無名火；同時，廢氣、垃圾、工業廢水、噪音及射線等污染，也嚴重威脅著人們的生存環境；大街上的交通堵塞，人群擁擠，林立著的高樓大廈，繁多的大型廣告牌，這些現代社會的產物都與平和、安寧的自然界相去甚遠。

因此，提倡浪漫的生活方式不僅僅是年輕戀人們的專利。能夠經常到郊外散步，在家中養魚種花，徒步遠行、看看大海，攀登高山，至少逛逛周圍的公園，都是減緩都市環境壓力的好方法。關注春夏秋冬的變化，留意花開花謝的訊息，從眼前繁瑣的現實中脫離出來，投身於自然的懷抱，會有一份自在自得的悠閒心境。

不健康的生活方式

現代社會創造了舒適、便捷的生活方式，我們再也不像過去那樣，什麼事都要親自動手。生活在都市中的人們幾乎不出家門，就可以滿足各種需求。完善的服務體系和豐富的娛樂諮詢，使我們可以訂貨上門、服務到家，端坐在沙發上靜觀世界風雲變幻、觀看各類娛樂節目。空調使家中冬暖夏涼不再是奢望，各類工業化的食物調味料使我們的胃口越來越好，肥胖人數也越來越多，出門在外，汽車代替了徒步行走，各式各樣的補品源源不斷地滋養著我們的身體。然而正是生活在這樣的條件下，現代人的現代病也越來越多。

社會學家指出：人類社會99%以上的時間是原始社會，就是在5000年的文明史中，尚有95%的時間是靠手刨腳跺，人們過著自然、簡樸、寧靜的生活。人的胳膊腿、身子骨及五臟六腑適應了這種生活方式或者說是為這種生活方式設計的。科技的急遽發展，一方面餐餐雞鴨魚肉，一方面體力勞動越來越少，人體對生活方式的改變一時還不能適應，人類身體內環境的改變遠遠滯後於外環境的變化，人類自身的進化遠遠跟不上環境的變化，身體出毛病是必然的。所以，要提倡盡量返璞歸真，回歸科學自然、簡樸寧靜的生活方式。

不均衡的飲食習慣

　　飲食不均衡是許多人存在的問題，也是許多人沒有意識到的問題。在日常生活中，經常過多地食用脂肪、糖、蛋白質、速食食品、含鹽人工製品、酒精製品、煎炸燻烤製品、變質或被污染的食物等；在膳食中缺乏維生素及微量營養素、缺乏新鮮蔬菜和水果；有偏食、挑食、吃飯不規律、暴飲暴食、愛吃過冷過熱食品、吃飯狼吞虎嚥、嗜煙酒等都屬於不健康的飲食習慣。

　　北京安貞醫院洪陽光教授將合理膳食簡括為10個字：「一二三四五，紅黃綠白黑」。

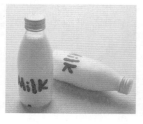
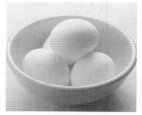
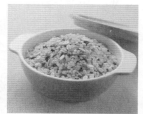

「一」：每天一杯牛奶，內含250mg鈣。

「二」：每天250克～350克的碳水化合物，是人體熱能的主要來源。

「三」：每天3～4份高蛋白食品。每份指瘦肉1兩，雞蛋1個，豆腐2兩，雞鴨2兩，魚蝦2兩，以魚類、豆類蛋白較好。

「四」：四句話：「有粗有細（指粗細糧搭配），不鹹不甜，三四五頓，七八分飽。」分餐次數多有利於防治糖尿病。

「五」：是指每天500克蔬菜和水果。富含纖維的蔬菜、水果是最好的腸道清道夫，能防治多種病。

「紅」：紅葡萄酒，每天飲50～100毫升，有助於升高高密度脂蛋白及活血化瘀。

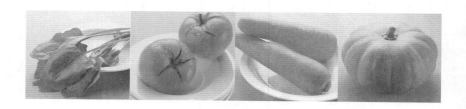

「黃」：黃色蔬菜，如胡蘿蔔、南瓜、番茄等含有豐富的胡蘿蔔素，可提高免疫力，減少感染和發病機會。

「綠」：綠茶，有明顯的抗感染、抗腫瘤作用。又能調適身心、陶冶性情。

「白」：燕麥粉，有明顯降低膽固醇、三酸甘油酯的作用，對糖尿病患者效果尤為顯著。

「黑」：黑木耳，每天食5～15克，能明顯降低血液黏稠度和膽固醇，有助於預防血栓形成。

如果我們從以上幾個方面著手，改變生活中不健康的行為方式，及早建構自身健康，也許生活會有新的轉機，人生會變得更加積極、有意義。請記住：沒有人能夠改變我們，只有我們自己。

常見的心理疾病檢查

憂鬱症

◎成因

憂鬱症是以情緒低落為核心症狀的情感性精神病。情緒低落以及與之相關的認知和行為障礙，構成了憂鬱症。憂鬱症是一種常見的心理疾病，有人稱之為「心靈的感冒」。現代醫學認為是大腦生物胺（如5-HT）不足，導致患者整個心理功能都處於抑制狀態，而非單純的情緒低落。認知理論認為，憂鬱患者具有消極看待自我、消極看待周圍世界、消極看待未來的認知特點，並將此特點歸結為一種與正常人不同的消極認知模式所致。

憂鬱症的診斷和治療，對於專業醫生而言並不困難，困難的是許多人對這樣的心理問題沒有基本的認識，並且許多輕、中度憂鬱症患者外表如常，難以識別，造成沒有及時就醫治療。憂鬱症很容易導致自殺。目前憂鬱症並不是不治之症，一些新型的抗憂鬱劑治療有效率達90%以上，且副作用很少，結合心理治療（如認知行為療法），效果更好。憂鬱症的關鍵問題是早期識別，早期干預和治療。

◎**心理症狀**

　　心理學家研究顯示，如果一個人情緒持續低落超過三週，下列症狀中符合四種者，可診斷為憂鬱症，應及時去接受心理治療：

(1)**自控能力下降：**以前能夠忍受的事情現在難以忍受了。

(2)**自我評價過低：**自責、內疚，自信心下降。

(3)**優柔寡斷、患得患失。**

(4)**對日常生活失去興趣：**時常感到「沒意思」。

(5)**反覆出現輕生的想法或行動。**

(6)**聯想困難或注意力不集中。**

(7)**康復能力下降：**即經歷壓力後，心理上的改變較之以前難以調適。

◎**生理症狀**

　　憂鬱症還存在各種各樣的身體不適，也即憂鬱症的身體化表現（或稱之為生物學症狀）。若不結合心理學症狀，這些身體症狀是非特異性的，也就是說，可見於多種疾病。這些身體症狀主要表現為：

(1)**身體各部位的疼痛或不適感：**多見於頭頸部、背部和四肢，患者一般很難具體描述清楚，是一種沈重感，緊繃感，不論採取何種方式都無法減輕。嚴重時可為難以忍受的鈍痛，甚至影響患者的日常生活。有的患者認為可能是工作勞累所致，但是經過充足的休息之後，上述症狀也沒有緩解。

(2)**胃腸道症狀：**也是憂鬱症常見的身體症狀，如口乾、發苦、腹漲、便秘、腹瀉等等。食慾不振是憂鬱症最突出的症狀之一，大多數憂鬱症患者食慾下降，沒有胃口，不思進食。無論家人如何變化飲食的花樣，患者都食之無味，不屑一顧，不但沒有進食的慾望，即使在督促下也難有食慾。

(3)**無恰當理由的體重減輕：**憂鬱症患者大多面容憔悴，體重明顯下降。若能排除身體疾病或營養不良所致，一週之內體重減輕1公斤以上則應考慮是否患有重性憂鬱症的可能。

(4)**植物神經紊亂症狀：**最突出的是心悸、心慌、出汗、發麻、尿頻尿急等。有的患者總覺得胸前不適，難以忍受，擔心自己患了「心臟病」，惶惶不可終日，緊張害怕，坐臥不安，度日如年。由此患者可能產生疑病觀念，進一步加重了憂鬱情緒。

（5）**性慾明顯減退。**

（6）**睡眠障礙：**幾乎所有的憂鬱症患者都有不同程度的睡眠障礙。嚴重憂鬱症的睡眠障礙是早醒，最具特徵性的是患者凌晨醒來，比平常提早一小時以上，醒後再難以入眠。此時心情爲一天的最低點，抑鬱的一切症狀都加重。患者體驗到無論是情緒還是精力，都以清晨或上午最差，下午或傍晚逐漸好轉，這種現象稱之爲「晝重夕輕」。有的表現爲入睡困難，患者躺在床上輾轉反側，難以入眠，一般超過一、二小時。有的則表現爲睡眠中出現多次醒轉，睡眠不充實，感到一夜未眠。有的既不失眠，也不早醒，而是睡眠過多。但是有一點是相同的，醒後仍覺得精力不足、疲乏無力、萎靡不振。

焦慮症

◎成因

心理學家把焦慮分爲特質焦慮和狀態焦慮。所謂特質焦慮，是指一些人具有較明顯的焦慮傾向，他們更容易受到外界壓力的影響而陷入病態的焦慮之中。具有焦慮特質的人，就好像一個身體虛弱、抵抗力差的人容易患感冒一樣地易於患焦慮。所謂狀態焦慮，是一種不愉快的情緒體驗，比如緊張、恐懼和憂慮等，它持續時間一般很短。是什麼形成一個人的焦慮素質，比較一致的看法認爲：兒童期遭受的情感創傷是導致一個人焦慮素質的重要原因。有的心理學家提出「分離焦慮」這個概念。如果兒童早期的家庭生活動盪不安，過早的體驗了與父母的分離和喪失，這種印記就烙在了一個人的心中，以至於在其成人以後，也特別容易誘發這種焦慮的體驗。此外，父母對兒童的過分懲罰，也容易使人產生焦慮。過度的懲罰使兒童感到不安、恐懼、羞怯、缺乏牢固的自信心和自尊感，到青春期以後難以形成穩固的自我統一性。總之，自信心的培養對其成人後能否應對生活中的各種衝突和挑戰起著重要的作用。一旦一個人有了穩固的自信感，就能更少焦慮，而且不陷入病態的焦慮中。

◎心理症狀

心理學上把焦慮分成正常焦慮和病態焦慮兩種。正常焦慮在我們的日常生活中隨時隨處都可能出現，像學生在考前的焦慮就是正常的焦慮，再如股票族看著指數往下直掉的時候、新娘在出嫁的前夕、士兵靜候攻擊時、病人等待檢查結果、孕婦臨盆之前，類似情況都會使人有焦慮感，這些焦慮只要程度和所面對的壓力成比例，事過境遷後心情迅速恢復正常，就算是正常的焦慮。那麼什麼樣的焦慮才是異常或病態的呢？例如情境不嚴重卻極為焦慮，或在根本沒有任何真正的威脅存在時，卻產生焦慮，或對某些一定的場景反覆產生焦慮，這種焦慮多半顯示其心理有問題，就是病態焦慮了。

焦慮症是無明顯原因的恐懼、緊張發作，並伴有植物神經功能障礙和運動性緊張，主要的心理症狀如下：

（1）頭腦混亂。

（2）注意力不集中。

（3）猶豫不決。

（4）總是擔心、恐慌。

焦慮症者的焦慮不是來自環境中真正存在的實際危險，而是杞人憂天式的虛無空想，即心理學所說的「心理炒股」且愈「炒」愈大，風聲鶴唳，草木皆兵。擔心事業會失敗，擔心隨時可光臨於自己頭上的失業、擔心失戀、擔心交通事故、擔心自己會生癌症或別的什麼重病、擔心無購房能力將來會漲價更買不起……。這種焦慮的特徵是，常常覺得生活周圍危機四伏，且認為自己沒有能力解決這些難題；或者自認不受歡迎，或猜想有人會加害。當他陷於焦慮沈思之時，還會出現心悸、不安、胃絞痛、慌亂而手足無措、無所適從等症狀。

焦慮症還可衍生出罪惡感和無用感，不是做錯事，做壞事的犯罪，而是「罪由心生」，為自己杜撰和假想許多的「罪行」。覺得自己無用、對人對事常抱有疑慮態度、判定別人不信任自己、常因失望而生憤怒，並遷怒於人，即心理學所稱的「敵意」。無用感是罪惡感的變種，罪惡感將厭惡外化；無用感則將厭惡內化（指向自己的內心），這樣的焦慮症患者認為自己一無是處，自卑、羞怯、內疚、自責，認

為自己的身體、外觀、長相無可取之處，不可能讓人喜歡，即使工作有成績也認為是碰上好運。無用感主要是源於社會變化和競爭過分劇烈所帶來的內心恐懼。有競爭就會有失敗，有變化就會有落伍，這些可怕的結果長期滯留便會造成心理疾病，並誘發心臟病、癌症。

◎**生理症狀**

（1）頭暈。

（2）胸悶。

（3）心悸。

（4）呼吸困難。

（5）口吃。

（6）頻尿、尿急。

（7）出汗。

（8）震顫和運動性不安。

（9）失眠。

強迫症

◎成因

強迫性神經病簡稱強迫症特徵是重複出現患者並不願意出現的某些觀念、意向和行為，患者常為這些重複出現的強迫現象所苦惱，雖然努力克制，但無法擺脫。

強迫症發病年齡多在16～30歲，男性多於女性，以從事腦力勞動者居多。患者多有強迫性的人格，表現為謹小慎微，優柔寡斷，處事要求一絲不苟，深思熟慮，與人交往時嚴肅古板，缺乏靈活性。

◎心理症狀

(1)強迫觀念：是強迫症的主要症狀，如強迫懷疑、強迫回憶、強迫性對應思維、強迫聯想。例如，有的病人反覆思考某些無實際意義問題，如「到底是先有雞還是先有蛋」之類，無休止地為這類問題在內心的爭辯，感到很困擾但又欲罷不能。

(2)強迫意向：是一種強而有力的內在驅使，一種即將會行動起來的衝動，如懷抱嬰兒的母親站在陽臺上，反覆出現欲把嬰兒扔到樓下的想法，但是從不真正付之行動。

◎生理症狀

強迫行為：繼發於強迫觀念，為滿足強迫觀念的需要，最常見的有因懷疑被污染而一天數十次洗手或反覆地洗衣服；因懷疑門沒有鎖上而出門後往返多次檢查。

社交恐懼症

　　社交恐懼症已經是在憂鬱症和酗酒之後排名第三的心理疾病，而且因為現在人面臨的壓力愈來愈大，所以罹患的人數有愈來愈多的趨勢。而且對醫生們而言，要治療這些病人的困難不在於患病的人愈來愈多，而是患了社交恐懼症的人常都因為害怕或是不願意接觸陌生人，或是怕被貼上「有精神病」的標籤而不願意就醫。因此，克服社交恐懼症，擺脫無形的恐懼的糾纏，已經不僅僅是改善一個人交往狀態的事，它還具有增進一個人心理健康的意義。

　　正常的社會交往，交往雙方或多方，在地位上是完全平等的，情感上是完全自願的，結果也應該是互利的，不存在任何讓人恐懼或拘謹的理由。但在現實生活中，往往存在許多這樣的情況：有的人內心很想與人交往，往往難以啟齒，即使勉強交談，也是心慌意亂，語無倫次，更有甚者，與陌生人眼神偶爾相對，也會臉紅心跳，不知所措。上述現象中，人們在沒有構成危險和威脅的條件下產生有恐懼的情緒，具有害怕與人交往的心理狀態，這種人患有社交恐懼症。面對這樣的人，普通人總是以鼓勵的方式告訴他（她）在別人面前不要害羞，大膽地與人交往。但是有些人討厭面對人群或是害怕面對人群，他們不只是覺得害羞、不好意思，而是對自己以外的世界有著強烈的不安感和排斥感。這是一種對社交生活和群體的不適應而產生的焦慮和社交障礙。社交恐懼症是一種精神上的疾病，但是為了自己個性上的內向、害羞而苦惱和真正患了社交恐懼症是不一樣的。

　　治療社交恐懼症可以分為心理治療和藥物治療兩個部份，病況較輕微的人只需要接受心理治療，醫師會為病人做心理建設並在諮詢的過程中了解病人產生社交恐懼症的主要原因為何，從癥結點加以開導，幫患者建立起自信心。若是病情較嚴重，醫師則會配合藥物治療。

◎心理症狀

　　社交恐懼症的患者通常對群體的看法都是很負面的，除了幾個親近的人之外，他們很難和外界溝通，這些人無法主動走出自我的世界，也不願意加入人群。這些人在人多的地方會覺得不舒服，擔心別人注意他們、擔心被批評、擔心自己格格不入，情況輕微的人還是可以正常的生活，情況嚴重的話卻會造成生活上的障礙，導致無法正常求學或工作。許多人或多或少對陌生人接觸有些害怕。

◎生理症狀

(1)口乾。

(2)出汗。

(3)心跳劇烈。

(4)一直想上廁所。

(5)臉紅、口吃結巴。

(6)輕微顫抖。

(7)呼吸急促，手腳冰涼。

NOTE

社交恐懼症主要可以分成以下兩類：

・**一般社交恐懼症：**患了一般社交恐懼症的人，在任何地方，任何情境中，都會害怕自己成為別人注意的中心。會發現周圍每個人都在看著自己，觀察自己的每個小動作。害怕被介紹結陌生人，甚至害怕在公共場所進餐、喝飲料。會盡可能迴避去商場和進餐館。從不敢和老闆、同事或任何人進行爭論，捍衛自己的權利。

・**特殊社交恐懼症：**患了特殊社交恐懼症的人，會對某些特殊的情境或場合特別恐懼。比如，害怕當眾發言、當眾表演。儘管如此，他在別的社交場合，卻並不感到恐懼。推銷員、演員、教師、音樂演奏家等等，經常都會有特殊社交恐懼症。他們在與別人的一般交往中，並沒有什麼異常，可是當他們需要上臺表演，或者當眾演講時，他們會感到極度地恐懼，常常變得結結巴巴，甚至愣在當場。

NOTE

下列個性特徵者易患社交恐懼症：

· **性格內向者**：內向者安靜、內省、不喜歡接觸人。

· **情緒不穩定者**：情緒不穩定者易焦慮，對各種刺激的反應過於強烈，情緒激動後很難平復下來。與人交往時，強烈的情緒反應，影響正常適應。

· **完美主義者**：對自己要求過高，希望自己在所有人面前、在任何場合、在各個方面都表現得完美無缺，得到別人的稱讚。但人無完人，這就不可避免造成反覆的自我挫敗，終於見人就緊張害怕。

· **自我評價低者**：自卑，自我貶低，認為自己缺乏社交技巧和能力，內心恐懼，怕引起別人不好的反應。

· **感覺過敏者**：感到別人看出他（她）緊張不自然，從別人的眼光中看出別人對他（她）厭惡、憎恨或別人也不自然，不願與他（她）繼續交談，因此就更加緊張害怕。

NOTE

要如何知道自己是否患了社交恐懼症呢？
醫師指出以下三點來做自我檢測：

(1) 會因為害怕在別人面前覺得害羞或不好意思而不和他人說話或不願意做某些事情嗎？

(2) 不願意成為別人注意的焦點嗎？

(3) 你害怕別人覺得你愚笨或擔心看起來很害羞嗎？

　　如果以上三點中你有其中兩點的情形的話，就有可能是患了社交恐懼症；如果這些情形已經讓你想躲在家裡，不願意和任何陌生人接觸，你可能就需要接受諮詢或治療了。

人際障礙

　　與人交往是身心健康的需要，人的合群傾向和行為蘊含了求生安全、歸屬、社會對比、自我實現等動機。這些動機蘊含在行為之中激勵人們與人交往，以滿足自身生理、心理和社會需要，這是人際交往的心理社會根源。但在現實情況中，人際關係既能夠給人們帶來益處，也可以給人們帶來麻煩，甚至造成心理障礙。由於人際關係的失調而導致的心理障礙，通常就被稱為人際障礙。它指的是，人們在社會生活中所產生的對人際交往具有影響和妨礙作用的心理體驗。客觀而言，社會經驗不足，人際交往技巧不得當，都可能造成人際困難，但其成因可從情感、認知與人格三方面來探討之。

◎情感因素所引起的人際障礙

　　人際交往是一種人與人之間的心理溝通和情感行為上的相互影響，強調的是人與人之間的情感關係，而不是政治關係、經濟關係等等。相互交往經常由感情而萌發，感情色彩濃重是人際交往的一大特點。由情感而導致的人際障礙主要表現為情緒上下波動，很不穩定。交往主體的自我調節和自我控制能力較低，有時表現為以情感衝動支配行為，從而缺乏行為的目的性和一致性。常見的有：

・憤怒與敵視

　　當事與願違或短期的行為要求得不到滿足時，當事人就容易產生不滿、生氣、慍怒、激憤、暴怒等情緒，並常用語言或侵犯性的行為把它宣洩出來，宣洩方式不當就會傷人感情、破壞融洽的交往氣氛，導致人際障礙。或者表現為敵意心理，這是一種比較嚴重的人際交往障礙。當事人討厭他人，乃至仇視他人，把人與人之間的關係視為爾虞我詐，從而逃避與人交往，甚至表現為攻擊行為。

・恐懼與猜疑

　　現代人的恐懼不僅僅是身體方面的，如受傷、死亡等，更常見的是心理方面的，如害怕職稱評定、擔心希望落空、失戀恐懼、害怕孤獨等，這些恐懼心理往往使人們的生活罩上暗淡的陰影，在心理上造成許多不良的反應，與人交往時，會不由自主地感到緊張、害怕，以致手足無措，語無倫次，失去言談舉止的原則。或者表現為對他人的言行敏感、多疑、不信任，容易引起心理隔閡。

·嫉妒和自卑

嫉妒表現為對他人的長處、成績心懷不滿，抱以嫉恨，乃至在行為上冷潮熱諷，甚至採取不道德行為。嫉妒是一種複雜的情感心理，如把握不好，就會向消極的一面轉化，產生痛苦、憂傷、報復的心理，常使用攻擊性的言論、行為等方式，貶低別人、抬高自己，最終導致人際衝突和人際障礙。自卑的淺層次感受是別人看不起自己，而深層的體驗是自己看不起自己，在交往中總想使自己的形象完美，懼怕丟臉，一旦遭到他人的拒絕便會覺得無地自容。這種心境會使得自卑者在交往中感到不安，將社會範圍局限在小圈子裡，影響正常交往。

·自負、害羞、孤僻

自負在人際交往中表現出傲氣輕狂，自誇自大，不切實際地高估自己，自以為是，高興時海闊天空、手舞足蹈，不高興時則亂發脾氣，在他人面前盛氣凌人，很少顧及對方的反應，常使交往對方感到難堪、緊張、窘迫，使人感到難與其共處，影響彼此交往。害羞心理則大大約束了自己的言行，無法充分表達自己的願望和情感，無法正常地與他人進行心理溝通，這就妨礙了良好的人際關係的形成。孤僻心理有兩種情況，一是孤芳自賞，自命清高，不願與人為伍，結果只能是「水至清則無魚，人至察則無徒」；另一種是屬於有某種特殊的怪癖，使別人無法接納，自己把個性封閉起來，從而影響了人際交往。

Part 2

心理健暗礁 Chapter Three

155

◎認知偏差所導致的人際障礙

人際交往首先要認知，認知如果帶有主觀傾向，就容易造成認知偏差，導致人際障礙。

·理想化

這在剛剛涉足社會的年輕人身上表現比較明顯。他們生活經歷相對貧乏，社會閱歷比較少，客觀環境又限制他們全面接觸社會。所以在認知時，他們經常是先在自己的頭腦中塑造一個理想的模型，然後據此在現實生活中尋找知己，一旦理想和現實不對，認知出現偏差，就容易產生人際障礙。年輕人常以理想的自我來確定擇優標準。這時的自我往往具有較高的理想成分，缺乏現實性，這種理想自我的不現實性就是一種認知偏差，在交往中就容易形成人際障礙。

・暈輪效應

暈輪效應是指對某個人的整體印象直接影響到對此人的具體特徵的認識評價的心理現象。暈輪效應對人際認知的影響表現在很多方面。首先是「心理定勢」的影響，表現為一個人已有的態度會直接影響對他的認識和評價，按照這種定勢去解釋這個人的一切品質，並以此成為以後交往的依據。其次是「中心性質的擴張化」。所謂中心性質是指對形成印象有決定意義的特殊資訊，如人的外表、行為、道德品質等就是決定人際認知的中心性質。這些性質一旦被先獲得，就會形成愛屋及烏，使這些性質擴張化，造成認知上的主觀臆斷。暈輪效應是一種明顯的從已知推及未知，由片面看全面的認知現象，其結果往往會歪曲一個人的形象，導致不正確的評價，出現認知偏差，產生人際障礙。

・刻板印象

刻板印象使得我們對這一類人都有一套固定的看法，如北方人耐勞、憨厚。南方人聰慧、靈活等。然而，如把這些看法具體套用於某個人時則未必正確，既使在同一類人中，每個人既有這一個類別的特性，還有自己的個性，兩者是有差異的，當刻板印象運用到個人時，就會造成偏見、成見，影響人際交往。

・首因效應

首因效應即第一印象。人際交往總是透過第一印象而進行的，它對交往的影響表現在很多方面。首先，它使人際認知帶有表面性。第一印象常常是對一個人表面特徵的認識，做為一個初步的判斷和評價，形成某種印象，這就容易出現以貌取人，使認知具有表面性。其次，第一印象效應容易使人際認知具有片面性。初次交往形成的印象對日後影響很大，經常以最初印象解釋以後出現的新資訊，造成對人際認識的主觀片面性。

・自我投射效應

自我投射是指內在心理的外在化，即以己度人，把自己的情感、意志、個性特徵投射到他人身上，認為別人亦如此，結果往往對他人做出錯誤評價，歪曲了他人的意圖，造成人際障礙。自我投射效應有兩種表現，第一是情感投射，即把自己的好惡強加在對方身上，美化或

醜化對方，使人際認知失去客觀性。第二是願望投射，這就是把自己的主觀願望投射於他人，把期望當成現實。投射效應最容易造成疑神疑鬼、影響正常的友誼交往。

・自我評價不同

自我評價過高就會產生自負，評價過低就會產生自卑。自負和自卑都不利於平等地認知他人，都會造成人際障礙。

◎人格異常所致的人際障礙

所謂人格，簡單地說，是指人在各種心理活動過程中經常地、穩定地表現出來的心理特點。人格異常的表現是人格特徵的強度遠遠超過了正常範圍，常見的人格異常所致的人際障礙如下：

・爆發性人格

具有這類人格的人的特點是：對事物常常爆發性地反應，稍不如意便大發雷霆，火冒三丈，感情極易衝動，使人無法接受，難以和他人相處。

・誇大性人格

具有這類人格的人，其特點是：好炫耀自己，富於幻想，愛誇張，喜歡以自我爲中心，感情用事，情緒膚淺且易變化，容易受暗示，喜愛成爲大家注意的中心，常把自己的情感加以誇大，愛慕虛榮，缺乏眞情，嚴以律人。具有這種人格的人很難形成良好的人際關係。

・偏執性人格

具有這類人格的人看問題帶有主觀，自我評價過高，學習、工作中常言過其實，失誤時則會歸咎於他人或推諉客觀環境。具有這種人格的人一般自尊心較強但又很自卑，對批評十分敏感，較易產生強烈的嫉妒心，且固執、敏感、多疑、狹隘，交往過程中常令人敬而遠之，易與周圍人發生摩擦。

・自戀性人格

表現爲以自我爲中心，孤芳自賞，難以理解他人，只有自己了不起，希望別人也如此看待自己，使得他人難以和自己溝通交流。

・強迫性人格

具有這類人格的人的特點是：較刻板固執，不善於隨機應變，做事因循守舊，墨守成規，經常干涉別人的自由，使人難以接受。

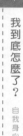

Chapter 4
心理健康檢查中量表的應用

心理健康檢查知多少?

　心理健康檢查的物件包括可能在情緒或適應環境上遇到了困惑需要幫助的健康的人,也可能是在生理或精神上有障礙的、需要治療的人。

心理健康檢查的目的

1.對個體或群體健康狀況進行測查,從生理、心理和社會等方面分析對其產生影響的諸要素,例如,環境情況、社會經濟狀況、人際關係、家庭結構和生活方式等。

2.爲從認知、行爲、社會、情感等方面入手分析心理問題的發展過程提供依據。

3.評估各種心理保健的方法和心理治療的方法,爲改進和完善它們提供依據。

4.從行爲表現或精神病理方面描述個體或群體心理疾病的特徵,進行臨床診斷。

心理健康檢查的方法

我國傳統中醫的疾病檢查手段主要是望、聞、問、切，進行心健康檢查的手段也是比較多的，主要包括自我報告健康史、自然觀察法、會談法、心理測驗法和生物醫學檢查法等等。在實際的檢查過程中，我們主張結合多種方法，廣泛收集材料，做出科學評估。

在這裡，我們主要給大家介紹如何應用量表測查心理健康狀況特別是量表在臨床心理學上的應用情況。

心理評定量表是心理檢查的主要手段之一，它是在對個體或群體的社會和心理現象的觀察基礎上，以量化方式加以評定和解釋的過程。臨床心理學家、醫學、教育學和社會學的專業人員發展了許多與自己專業有關的量表。這些量表用於評定各種人群心理健康狀況時，具有以下的優點：

1. 結果比較客觀，每個評定量表都有一定的評分標準，評定者根據實際的情況進行填寫。
2. 可做定量描述，使觀察結果數量化，這有助於分類研究和將觀察結果做統計處理，使其結果更科學。
3. 內容全面系統，等級清楚，能彌補其他評估方法方法的不足。
4. 省力省錢，經濟方便，評定量表的測試時間通常只需要10到30分鐘，評定者和受試者一般都能夠接受。

NOTE

理學量表需注意以下幾點：

（1）它不能取代臨床診斷方法，只是對診斷個體心理健康水平有輔助作用。

（2）量表的選擇要考慮所要評定的內容。

（3）應該了解評定量表結果誤差的來源和原因，以及如何減少誤差。

（4）為了保證評定結果的客觀真實性，建議選擇標準化程度比較高的量表。

（5）多選擇一些實施方便，省時經濟的常用的量表。

（6）使用國外量表時應注意文化背景對量表結果的影響。

心理健康檢查量表的類別

1. 評定量表：該量表由受評人的家人、朋友、參與治療的醫生或護士等知情人根據觀察印象，對他的心理的特點、行為等就是否出現及其程度等級做出判斷。

2. 自評量表：是由受評人自己根據量表內容提供自己的心理、行為和社會經濟背景材料的情況報告。這種量表具有內容全面、訊息量大的特點，但是，由於是自我的報告，可能會存在某些偏向。

按照量表評定的內容來看，主要有下面這些：

一、心理健康	二、人格特點	三、能力興趣	四、臨床診斷
症狀自評量表	明尼蘇達多相個性測驗	瑞文推理測驗標準型	神經精神病學臨床評定表
康奈爾醫學指數量表	卡特爾16種人格因素問卷	聯合型瑞文測驗	簡明精神病量表
貝克抑鬱自評量表	艾森克人格問卷（少年）	職業興趣測查表	陰性和陽性症狀量表
老年抑鬱量表	艾森克人格問卷（成人）	韋氏智力測查	社會功能缺陷篩選量表
焦慮自評量表	艾森克人格問卷	各種記憶檢測量表	貝克躁狂量表
狀態—特質焦慮問卷	氣質量表		漢密頓焦慮量表
生活事件量表	期待性回答平衡量表		漢密頓抑鬱量表
社會支援評定量表	A型行為類型問卷		
婚姻質量問卷	自尊調查表		
家庭環境量表			
父母養育方式問卷（EMBU）			
老年幸福度量表（MUNSH）			
UCLA孤獨量表			

一、心理健康	二、人格特點	三、能力興趣	四、臨床診斷
兒童行為量表 （CBCL）			
兒童孤獨量表 （CLS）			

NOTE

在具體運用心理量表測查心理健康時，我們還要做好一些準備工作。首先要對量表的具體操作方法和結果的解釋有所了解；其次，要準備一些書寫用的紙張和筆。正式開始測量的時候，最好選擇在一個比較安靜的房間進行，先將量表前的指導語看清楚，然後憑自己的實際情況和真實的感受做答。最後，對評定的結果進行分析綜合，並對其意義做出解釋。如果你只是打算了解自身某個方面的狀況，總分即可，如果你是想了解具體某個方面的專案特點，則還要對單項進行分析。

心理健康檢查常用量表介紹

下面我們對一些常見的臨床心理學用的量表進行介紹。

1.症狀自評量表（SCL—90）

◎**量表的功能**

由L.R.Derogatis等人於1973年編製，之後很快進行了修訂工作，並於1976年正式出版，稱爲SCL—90。它是目前臨床心理評估最常用的自評量表，尤其在神經病分類診斷中，能較好地反映各類神經病的特點，是神經病常規檢測方法之一。

◎**計分方法**

SCL—90共有90個專案，內容涉及思維、情感、行爲、人際關係生活習慣等方面的異常表現，採用89個因數分別反映9個不同方面的心理症狀情況，這9個因數分別命名爲：（1）身體化（somatization，Sm）；（2）強迫症狀（obsessive　compulsive，Oc）；（3）人際敏感（interpersonal sensitivity，Is）；（4）抑鬱（depression，D），（5）焦慮（anxiety，A）；（6）敵對（hostility，H）；（7）恐怖（phobic anxiety，Pa）；（8）偏執（paranoid　ideation，Par）；（9）精神病性（psychoticism，Ps）。該量表評定時間範圍限於「現在」或「最近一週」，每一個專案按0～4分五級評分。

NOTE

　　該量表不適宜用做群體和個體心理健康水平的測查，因為心理健康的概念遠遠超出了有無心理症狀的範疇。該問卷的內容和使用的方法詳見中國心理衛生雜誌社1999年版的《心理衛生評定量表手冊》第31～35頁。

◎附：症狀自評量表舉例

（1）頭痛。

（2）責怪別人製造麻煩。

（3）害怕空曠的場所或街道。

（4）胃口不好。

（5）不能集中注意。

（6）想到死亡的事情。

（7）有一些不屬於你自己的想法。

（8）感到對別人神經過敏。

（9）大叫或摔東西。

（10）從未感到和別人很親近。

2.精神現狀檢查（PSE）

◎量表的功能
◎計分方法

PSE主要根據受檢者最近1個月內的精神症狀與現場交談情況進行評分。對全部症狀用詢問和觀察兩種方法。絕大多數按（0）、（1）、（2）的記分系統評分。另一方有（8）、（9）等說明性評分。該問卷的內容和使用的方法詳見張明圓的《精神科評定量表手冊》第58～63頁（湖南科學技術出版社於1998年版）。

◎判別方法

PSE總分分為8個水平：

（1）水平1：總分為0，缺乏PSE症狀。

（2）水平2：總分為1～4。

（3）水平3：總分為5～9。

（4）水平4：總分為10。以上均為神經病症狀的計分。如存在嚴懲精神病性症狀，雖總分不足10分，也應歸於水平4。

（5）水平5：總分為11，為精神疾病的界限點。

（6）水平6～8：總分為11以上，應進行疾病分類。

◎附：精神現狀檢查舉例

（1）健康、煩惱、緊張。

（2）對身體健康的主觀評價。

（3）存在身體疾病與殘疾。

（4）身心症狀。

（5）煩惱。

（6）緊張性疼痛。

（7）疲乏。

（8）肌肉緊張。

（9）煩惱不安。

（10）疑病症。

（11）主觀感到神經緊張。

Part 2

我到底怎麼了？

自我身心健康管理

164

3.精神症狀全面量表（CPRS）

◎量表的功能

精神症狀全面量表是瑞典Asberg等編制，主要用於臨床精神藥理學和功能性精神疾病研究的一種通用症狀量表。該量表共67條專案，包括受檢者口述專案40條與評定者觀察專案27條。可以將其中的專案分開使用於測查不同方面的精神症狀。例如，憂鬱症分量表共17項，包括：（1）悲傷抑鬱（3）內心緊張（5）無承受能力、（6）消極悲觀（7）自殺想法（9）為小事煩惱（13）猶豫不決（14）缺乏精力（15）易疲勞（16）注意力集中困難（18）食慾減退（19）睡眠減少（23）植物神經紊亂（25）肌肉緊張（41）悲傷抑鬱（61）激動（63）肌肉緊張。

◎計分方法

CPRS主要根據受檢者最近一週的精神症狀和現場交談情況進行評定。評分為0～3的4級評定。

評定員由經過訓練的精神醫生、護士或臨床心理工作者擔任。一次評定約需20～30分鐘，但首次評定往往會長過45分鐘，甚至1小時。

◎附：精神症狀全面量表舉例

（1）抑鬱悲傷。

（2）自殺想法。

（3）記憶困難。

（4）現實解體。

（5）妄想心境。

（6）幻聽。

（7）敵對性。

（8）言語緊迫。

（9）活動過多。

（10）激動。

4. 情感性障礙和精神分裂症檢查提綱（SADS）

◎量表的功能

情感性障礙和精神分裂症檢查提綱（SADS）是Spitzer等爲功能性精神障礙研究設計的評定量表。

該提綱有兩部分，共17節。

第一部分：第一節，開始檢查和評定爲一般情況的評估；第二節，惡劣情緒、抑鬱、焦慮、恐懼的評估；第三節，躁狂綜合症的篩選專案、躁狂期間行爲觀念特徵；第四節，酒精中毒；第五節，反社會行爲；第六節，妄想和妄想的特徵；第七節，幻覺和幻覺的特徵；第八節，行爲障礙；第九節，智慧與功能障礙。第十節，其他觀察到的情感和思維形式障礙；第十一節，同分裂情感障礙有關的特殊專案。

第二部分：第一節，背景材料；第二節，躁狂發作及其它特徵；第三節，重性憂鬱症發作及其它特徵；第四節，非情感性的非器官性精神病發作及其它特徵；第五節，酒精中毒與藥物濫用；第六節，與重性躁鬱症或NANOP無關的精神障礙。

NOTE

評定員由經過訓練的精神科醫生擔任，一次評定檢查約需1個半小時，在使用SADS之前，檢查者應熟悉說明手冊及分散在整個提綱中的全部說明和定義。該提綱的內容和使用的方法詳見張明圓的《精神科評定量表手冊》第45~58頁（湖南科學技術出版社於1998年出版）

◎附：情感性障礙和精神分裂症檢查提綱（SADS）舉例

（1）惡劣情緒和有關的症狀。

（2）主觀抑鬱感、憂慮、自責自罪、胸悶胸痛。

（3）躁狂綜合症的篩選專案。

（4）誇大。

（5）過去一週重憂鬱症發作。

（6）食欲體重增減、易疲勞、優柔寡斷、不能靜坐或活動遲滯。

5. 複合性國際診斷交談檢查表CIDI
（Composite International Diagnostic Interview）

◎量表的功能

複合性國際診斷交談檢查表CIDI（Composite International Diagnostic Interview）是由美國Robins等編製，主要用於精神疾病流行學研究，也能用於臨床研究。

CIDI的A節為人口學資料；B節—使用煙草所致障礙；C節—身體化；D節—恐怖和其他焦慮障礙；E節—抑鬱障礙和情緒惡劣障礙；F節—躁狂和雙向情緒障礙；G節—精神分裂症和其他精神病性障礙；H節—飲食障礙；I節—飲用酒精所致障礙；K節—強迫性障礙；L節—使用精神活性物質所致障礙；M節—器質性包括症狀性精神障礙；N節—性功能減退；P節—檢查者觀察；X節—檢查者評定。

該提綱的內容和使用的方法詳見張明圓的《精神科評定量表手冊》第70～74頁。（湖南科學技術出版社1998年出版）

NOTE

主評定員可由精神科醫生、高年級醫學生或心理及社會工作者，甚至訓練合格的非專業人員擔任。但均需經過訓練能熟練地使用檢查手冊。檢查需1.5～2小時。

◎附：CIDI記錄單舉例

驚恐發作時

（1）氣短。

（2）心悸。

（3）頭暈。

（4）腹部不適。

（5）手腳麻木。

（6）噎食。

（7）昏倒。

（8）出汗。

（9）發抖。

（10）冷熱感。

（11）不真實感。

（12）怕死。

（13）擔心發瘋。

（14）噁心。

（15）腹痛。

（16）窒息感。

（17）口乾。

6.生活事件量表（Life Events Scale, LES）

◎量表的功能

生活事件量表（Life Events Scale，LES），共65個專案，包括職業、學習、婚姻和戀愛、家庭和子女、人際關係、經濟、司法等方面常見的生活事件。該提綱的內容和使用的方法詳見張明圓的《精神科評定量表手冊》第154～160頁（湖南科學技術出版社1998年出版）

NOTE

在LES調查中，我們首先應該注意調查的時間範圍，只計研究所規定的時限內發生的生活事件。其次，該量表多向受檢者本人進行調查。再來，LES只包括急性生活事件，持續的刺激並不包括在內。

◎附：生活事件量表（LES）

生活中遇到各種各樣的事件或問題，這些事件和問題對精神或身心健康可能會有影響。請您告訴我。您（受檢者）在最近月（年）中，即年月至於年月間，曾經遇到過下列事件或問題嗎？如果有請說明是什麼時候發生的。

序號	事件內容	曾否發生 是√ 否×	發生日期	評定員欄 LEU
1	工作更動			
2	被免職			
3	業餘培訓			
4	家人重病			
5	結婚			
6	子女結婚			
7	小額借貸			
8	財產損失			
9	同事糾紛			
10	睡眠改變			

7. 康奈爾醫學指數（Cornell Medicalz Index, CMI）

◎量表的功能

康奈爾醫學指數（Cornell Medical Index, CMI）是美國康奈爾大學 Wolff H.G、Brodman R等編製的自評式健康問卷。

CMI可以在短時間內收集到大量有關醫學及心理學的資料，起到一個標準化病史檢查及問診指南的作用。該問卷涉及4個方面內容：1.身體症狀；2.家族史和既往史；3.一般健康和習慣；4.精神症狀。CMI適用於14歲及以上的成人，可用於正常人，也可用於普通醫院及精神病院中非重性精神病患者。該問卷的內容和使用的方法詳見中國心理衛生雜誌社1999年版的《心理衛生評定量表手冊》第23～30頁。

◎附：康奈爾醫學指數舉例

（1）你的眼睛是否經常很疼?

（2）你經常流鼻血嗎?

（3）你是否經常感到脈搏有停跳?

（4）你是否吃東西時總是狼吞虎嚥?

（5）嚴重的風濕病是否使你喪失活動能力?

（6）你是否有時臉部浮腫?

（7）你身體某部分是否有經常麻木或震顫的感覺?

（8）你是否曾經因嚴重疼痛而不能工作?

（9）你是否有糖尿病?

（10）你是否不容易做到每天有規律地運動?

（11）為了避免出錯，你做事必須很慢嗎?

（12）你是否總是希望有人在你身邊給你出主意?

（13）你是否經常感到不愉快和情緒抑鬱（情緒低落）?

（14）你曾患過精神崩潰嗎?

（15）你是否經常害羞和神經過敏?

（16）你是否容易煩惱和激怒?

（17）你是否經常緊張焦急?

（18）你是否經常因惡夢而驚醒?

8.整體幸福感量表（GWB）

◎**量表的功能**

整體幸福感量表（GWB）是爲美國國立衛生統計中心制訂的一種測查工具，用來評價受試對幸福的陳述。本量表共有33項。得分越高，幸福度越高。該量表包括6個因數，它們是：對健康的擔心、精力、對生活的滿足和興趣、憂鬱或愉快的心境、對情感和行爲的控制以及鬆馳與緊張（焦慮）。該問卷的內容和使用的方法詳見中國心理衛生雜誌社1999年版的《心理衛生評定量表手冊》第83～86頁。

◎**附：整體幸福感量表（GWB）舉例**

（1）你的整體感覺怎樣（在過去的一個月裡）？

（2）你是否由於悲哀、失去信心、失望或有許多麻煩而懷疑還有任何事情值得去做（在過去的一個月裡）？

（3）你是否有理由懷疑自己曾經失去理智、或對行爲、談話、思維或記憶失去控制（在過去的一個月裡）？

（4）你是否感到焦慮、擔心或不安（在過去的一個月裡）？

（5）你睡醒之後是否感到頭腦清晰和精力充沛（在過去的一個月裡）？

（6）你是否情緒穩定並能控制住自己（在過去的一個月裡）？

（7）你是否感到疲勞、過累、無力或精疲力竭（在過去的一個月裡）？

（8）你感覺自己的精力、精神和活力如何（在過去的一個月裡）？

（9）你是否由於嚴重的性格、情感行爲或精神問題而感到需要幫助（在過去一個月裡）？

（10）你是否曾感到將要精神崩潰或接近於精神崩潰?

（11）你是否曾有過精神崩潰?

9.青少年生活事件量表（ASLEC）

◎量表的功能

青少年生活事件量表（ASLEC）評定期限依研究目的而定，可爲最近3個月、6個月、9個月或12個月。對每個事件的回答方式應先確定該事件在限定的時間內發生與否，若未發生過僅在未發生欄內劃「√」，若發生過則根據事件發生時的心理感受分5級。統計指標包括事件發生的頻度和接受的刺激量，事件沒有發生則記爲「無影響」，累計各事件評分爲總刺激量。該問卷的內容和使用的方法詳見中國心理衛生雜誌社1999年出版的《心理衛生評定量表手冊》第106～108頁。

◎附：青少年生活事件量表（ASLEC）舉例

姓名_____ 性別_____ 年齡_____ 教育程度_____ 編號_____

過去12個月內，你和你的家庭是否發生過下列事件？請仔細閱讀下列每一個專案，如某事發生過根據事件給你造成的苦惱程度在相對岸方格內打個「√」。如果某事件未發生，在事件未發生欄內打個√就可以了。

生活事件名稱	發生過，對你影響的程度				
	未發生 （1）	沒有 （2）	輕度 （3）	中度 （4）	極重 （5）
1.被人誤會或錯怪					
2.受人事冷淡待遇					
3.考試失敗或不理想					
4.與同學或好友發生糾紛					
5.不喜歡上學					
6.戀愛不順利或失戀					
7.學習負擔重					
8.與教師關係緊張					
9.親友患急重病					
10.家庭內部有矛盾					
11.受批評或處分					
12.被罰款					
13.升學壓力					
14.與人打架					
15.家庭給你施加學習壓力					

Chapter 5 心理呵護

培養健康的生活理念

人生的幸福與苦惱全是由自己的觀念所造成的。人們對待各種不同的事情，都可以憑藉觀念的轉變而造成不同的感受。苦樂全憑自己判斷，這和客觀環境並不一定有直接關係。正如一個不愛珠寶的女人，即使置身在極其重視虛榮的環境，也無傷她的自尊。滿足於田園生活的人也並不一定豔羨任何學者的榮譽頭銜或高官厚祿。生活中，富貴的人並不一定幸福，貧窮的人也並不見得痛苦。生活就像一桌筵席，味覺遲鈍的人即使吃著山珍海味，也覺得淡然無味；食慾健旺的人就是粗茶淡飯，也會香甜無比。可見，意識觀念略有不同，人生境界就會全面改變，禍福苦樂，只是一念之差。痛苦與快樂相互交替，達觀的人避開痛苦，尋找快樂，或者化苦為樂。

所以，要擁有健康的心境，就得改變對生活的態度。檢驗一個人是否擁有健康的生活態度，可從以下7種行為表現衡量：

◎**獨立性**

辦事憑理智，很穩重，並適當聽取合理建議；能夠做出決定，並樂於承擔由此而帶來的一切後果。反之，遇事很難下決心，總希望得到別人的指點；出了差錯，推卸責任，怨天尤人。

◎**愛別人的能力**

能從愛自己的配偶、孩子、親戚，甚至從幫助陌生人中得到樂趣。相反，愛起別人來很吝嗇，希望自己是人們關切的中心。

◎**適當地依靠他人**

不但可以愛他人，也樂於接受別人的幫助和愛。

◎**有長遠打算**

會為了長遠利益而放棄眼前利益。

◎**善於休息**

休息時心境坦然，盡情放鬆，所以在工作時精力充沛。相反，情緒不太穩定的人常感到被迫做某事，很少從休息中獲得快樂。

◎**對調換工作持慎重態度**

很喜歡自己的工作，不見異思遷，不會因個別上司不好相處而輕易調換工作，有做好工作的熱情和能力。

◎**寬厚待人**

對孩子鍾愛和寬容，對他人也能寬容和諒解；善於取長補短。

健康生活理念──認知療法的啓示

　　認知療法認為人們之所以有不良的情緒反應和不適應的行為出現，是因為人們對事情的看法（認知）出現了偏差，如果我們改變了這種錯誤的看法和觀念，我們就會改變我們原有的不良行為方式和極端、消極的情緒狀態，從而開始一種正常的、健康的生活方式。根據認知理論的原理，認知療法認為當我們對某一件事情做出評價時，如果沒有得到充分的資訊，或者被表面現象所迷惑，我們就有可能產生錯誤的想法，做出錯誤的決定，這樣的決定付諸實施時就很可能出現不良的行為，給我們的身心造成一定的傷害，從而使我們變得消極、悲觀，並進一步產生了更加錯誤的想法和觀點，導致不良的行為的出現，於是形成了一個惡性循環，造成了心理疾病。如果我們要改變這種不良的心理狀態，就必須從認知開始，改變錯誤的認知方式，並以此帶動行為和情緒的改變。

不合理的認知方式

　　認知治療理論的代表人貝克（A.T.Beck）在1985年歸納出認知過程中常見的認知歪曲的五種形式。任何一種形式的認知歪曲都可能造成思維紊亂，從而進一步產生各種情緒困惑。貝克論證說，抑鬱的產生在於患者對失敗的體驗。無論這種失敗是否真實，患者對此都會過分誇大，認為它是一成不變或不可逆轉的，並進一步將這種失敗歸因於自己的無能或缺陷，對自我做出否定性的評價，認為自己毫無價值。因此，憂鬱症患者往往由於邏輯判斷上的錯誤，以及對事物含義的歪曲而我譴責，對自己做出不合邏輯的推論，並用自我貶低和自我譴責的思想去解釋所有的事件。

1.任意的推論

在缺乏充分的證據或證據不夠客觀和現實時，僅憑自己的主觀感受便做出草率的結論。比如對家長而言，當孩子的考試成績有一次不好時，就對其進行懲罰和責罵，認為孩子學習下降了，而沒有考慮到可能出現的各種因素。

2.過分概括化

指在單一事件的基礎上做出關於能力、價值等整體自我品質的普遍性結論，也就是說從一個具體事件出發做出一般性的結論。這種現象在生活中非常普遍，比如當我們被別人欺騙過一次後，就可能認為世界上的人都不可靠這樣的結論。

3.選擇性概括

只依據個別、片面的細節而不考慮其他情況就對整個事件做出結論。比如當我們做某件事情時，前面的幾步都做好了，只是在最後的幾個步驟上出了問題，導致了失敗，於是就認為整個事情都沒有做好。

4.「全或無」的思維方式

對事物的判斷和評價要麼是全對，要麼是全錯。把生活看成是非黑白的單色世界，沒有中間色彩。這樣的現象在生活中也不乏其例，有的人在和別人相處時就容易表現出這樣的傾向，要麼「十全十美」，要麼「一無是處」。

5.誇大或縮小

對客觀事物的評價做出歪曲的評價，要麼過分誇大，要麼過分縮小客觀事件的實際結果。在心理治療的案例中，許多焦慮症患者就是這樣的情況，把生活中遇到一點小事情無限制的誇大，最終使得自己精神上無法承受。

認知療法技術

針對上述不合理的認知類型，貝克提出了相應的認知治療技術。

1.識別不良思維

由於這些不合理的思維方式已經成爲了患者思維習慣的一部分，大多數患者不能夠意識到在不良情緒反應以前會存在著這些思想。因此，在治療過程中，患者必須要學會發掘和識別這些自動化的思維過程。患者觀念最突出的特點便是「絕對化」。這些觀念使他們思想僵化，對錯綜複雜的現實失去靈活應付的能力。

具體的做法如下：

(1) 找到一個安靜的環境，坐下來，深刻體驗內心的感受，總結自己的思想和觀點。

(2) 拿出一張紙，把體會到的感受和觀點寫下來。要寫的很具體，很詳細。

(3) 對照上面講到的五條不合理認知的類型，分析自己的思維和觀點，找到不合理的地方，並盡量進行修改。

你可以從以下幾個詞入手檢查：我必須……，我不能……，我只好……。例如：

‧我必須處處勝過他人。

‧我必須處處小心謹愼。

‧我不能對任何人發怒。

‧我不能表示絲毫軟弱。

‧我只好認錯。

‧我只好吃虧。

‧我不可能成功。

‧我不可能有幸福的生活。

‧我這輩子因爲這件事情的失敗而完全毀了。

把絕對化的觀念都改變為相對靈活的觀念，盡量減少那些絕對的關鍵字，將之改變為「盡量、可能、爭取、最好」這些靈活性較大、但又帶有積極意義的詞。當你以後每遇到一個挫折時，就靜下心來體會自己此時的想法，如果前面的不良觀念又出現時，你就馬上對自己說：「現在我要改變我的觀念，用積極、相對的來代替消極、絕對的。」

2.去中心化

很多人都會覺得自己生活在別人的注意之中，尤其是在自己做錯什麼事情的時候，更是覺得周圍所有的人都在注視著自己。為此就會有很重的心理負擔，造成心理緊張和壓抑。其實每個人都有自己的生活中心，別人的事情只是茶餘飯後的一些話題而已，沒有必要為這些瑣碎的事情而給自己的生活蒙上一層陰影。只要你仔細的觀察和記錄一下別人對待你的特異的眼神和敵意的行為，你就會明白並沒有像你想像的那麼嚴重。建立良好的行為在於自己的實際努力和真實的行為表現，如果你想改變別人的看法，就從實際出發，而不要老是擔心什麼別人的看法。如果真是自己的錯誤，就坦然的承擔並努力的改正，平靜的心態有利於改變不合理的思維和觀念。

3.憂鬱和焦慮水平的監控

心理疾病在治療過程中總是會出現相應的憂鬱與焦慮狀態，這種狀態使患者陷入一種消極的心境之中，嚴重地損傷了痊癒的自信心。所以要盡量減緩這種不良的情緒反應。當憂鬱與焦慮的狀態出現時，很多人認為它會一直持續下去，而實際上，這些情緒常常有一個開始、高峰和消退的過程。如果患者能夠對這一點有所認識，就能夠比較容易的控制自身的情緒。所以，鼓勵自己對不良情緒加以自我監控，就可以使你認識到這些情緒的波動特點，從而增強治療信心，這也是認知療法的常用手段之一。

4. 中心概念

我們的認識中存在不合理的成分對於我們每個人而言，都是不可避免的。但是，不合理認知的程度卻因人而異。有的人在根本的世界觀、價值觀上就存在著嚴重的偏離，而有的人只是一些表面的錯誤而已。所以在我們分析自己的不合理認知時，一定要努力找到自己不合理認知的「核心」成分。比如對於一個沒自信的人而言，他會在考試的時候想：「我考不好。」在做事情的時候擔心自己沒有足夠的能力實現目標；在與人交往時擔心別人看不起自己。在這些不合理的觀念背後深深隱藏著的是他的自卑與怯懦。只有找到了根本的原因，才可能做到「斬草除根」。

5. 語義分析

當我們對「我是一個無用的人」這句話分析時，我們就會發現這是一個不合理的觀點。首先，做為主語的「我」包括一切我所具有的東西，比如我的頭髮，我的身體，我的思想，甚至包括我所做的一切事情，但是這些事情都不是「無用」的，比如我們的呼吸，睡眠，對與我們生命的意義。其次，「無用」是指向一定的標準的，比如對於家庭而言我是無用的，但不可能對於所有的人和事而言，都是無用的。所以，我們充其量只能說「在做某件事情時，我對於……是無用的。」，這樣的話語說明了這種無用是有一定範圍和條件的……而不是全盤否定了自己。

健康生活理念——合理情緒療法的啓示

合理情緒療法是美國著名心理學家艾利斯於二十世紀五○年代首創的一種心理治療理論與方法。這種方法透過理性分析和邏輯思辨的手段，改變患者的非理性觀念，幫助他們解決情緒和行爲上的問題。它認爲使人們感到痛苦的根源不是事件本身，而是人們對事件的評價和看法。事情本身沒有好壞之分，只有當人們以不同的眼光來評價這個事件時，才會出現不同的情緒，從而導致不同的行爲。如果我們做出有利於自身的評價時，我們就會感到高興，愉快；相反如果我們做出不利於我們自身的評價時，我們就會感到失望、悲傷。合理情緒療法就是要改變那些非理性的、不利於我們自身發展的評價，從而改變我們的情緒，改正我們的不良行爲，進而促進我們健康成長。

合理情緒療法的原理和認知療法是一致的。只是各自所採用的方法和技術有所不同而已。鑑於上面已經有過詳細的介紹，我們直接從它的治療方案談起。

非理性觀念及其特徵

既然合理情緒療法認爲情緒困擾和不良行爲的出現都來源於個體的非理性觀念，那麼治療的重點就在於改變這些不合理的觀念。在合理情緒療法的治療家們看來，這些不合理的觀念主要有下面這些：

（1）每個人絕對要獲得周圍的人，尤其是每一位生活中重要人物的喜愛和讚許。

（2）個人是否有價值，完全在於他是否是個全能的人，即能在人生中的每一個環節和方面都能有所成就。

（3）世界上有些人很邪惡，很可惡，所以應該對他們做嚴厲的譴責和懲罰。

（4）如果事情非己所願，那將是一件可怕的事情。

（5）不愉快的事總是由於外在環境的因素，不是自己所能控制和支配的，因此人對自身的痛苦和困擾也無法控制和改變。

(6) 面對現實中的困難和自我所承擔的責任是件不容易的事情，倒不如逃避它們。

(7) 人們要對危險和可怕的事隨時加以警惕，應該非常關心並不斷注意其發生的可能性。

(8) 人必須依賴別人，特別是某些與自己相比強而有力的人，只有這樣，才能生活的好些。

(9) 一個人以往的經歷和事件常常決定了他目前的行為，而且這種影響是難以改變的。

(10) 一個人應該關心他人的問題，並為他人的問題而悲傷難過。

(11) 對人生中的每個問題，都應該有一個唯一正確的答案。如果找不到這個答案就會痛苦一生。

從這些非理性的觀點中，可以歸納非理性的思維方式如：

· 我喜歡如此 → 我應該如此

· 很難 → 沒有辦法

· 也許 → 一定

· 有時候 → 總是

· 有些 → 所有

· 我表現不好 → 我不好

· 好像如此 → 確實如此

· 目前是這樣的情況 → 永遠都是這樣的情況

NOTE

　　許多不合理信念就是將「想要」、「希望」等不一定的事情變成了「一定要」，「必須」或「應該」等肯定的事情。這樣過於片面和絕對的思維形式很容易使我們誤入歧途，事情總是要分成兩方面來看，只看到一方面而忽視了另一方面，自然會偏離正常的生活，走進思維的死胡同。

治療方式與手段

1.學會區分合理與不合理信念

· 合理的信念大都是基於一些已知的客觀事實；而不合理的信念則包含更多的主觀臆測成分。

· 合理的信念能使人們學會自我保護，努力使自己愉快的生活，不合理的信念則會產生情緒困擾。

· 合理的信念使人更快的達到自己的目標；不合理的信念則使人難於達到現實的目標而苦惱。

· 合理的信念可使人不介入他人的麻煩；不合理的信念則難於做到這一點。

· 合理的信念使人阻止或很快消除情緒衝突；不合理的信念則會使情緒困擾持續相當長的時間而造成不適當的反應。

2.與不合理的信念進行辯論

這種技術的具體方式是讓你說出你的觀點，然後依照你的觀點進一步推理，最後引出謬誤，從而使你認識到自己先前思想中不合理的地方，並主動加以矯正。

你可以這樣對自己發問：

· 有什麼證據顯示我想的就是事實？

· 別人有什麼理由必須友好的對待我？

· 如果得不到別人的支援我就活不下去了嗎？

· 為什麼說自己是一個沒有用的人？

· 這件事情真的壞到沒有一點辦法了嗎？

在辯論時可以採用這樣的方法：動手畫一個表格，先寫出發生在你的生活中的事件和結果，然後從上面列出的幾種常見的不合理信念中找出符合自己情況的結果，或寫出其他不合理的信念；接著對結果逐一進行分析，並找出可以代替那些結果的合理資訊，填在相應的欄目中；最後，寫出你所得到的新的情緒和行為。

3.合理情緒想像技術

患者的許多情緒困擾是自己經常給自己灌輸不合理的信念，在頭腦中誇張的想像各種失敗的情景，從而產生不適當的情緒和行為反應。我們可以用合理情緒想像技術幫助你停止這種不良的傳播方法。具體的步驟分為以下三步：

(1) 首先，你要在想像中進入產生過不適當的情緒反應或自己感覺最受不了的情景之中，讓你重新體驗在這種情景中的強烈的情緒反應。

(2) 然後，幫助改變這種不適當的情緒體驗，並使你能體驗到適度的情緒反應。這種改變通常是透過改變你的不合理的認識來進行的。

(3) 最後，停止想像。記錄下來你是怎麼想的，自己的情緒有那些變化，是如何變化的，改變了哪些觀念，領悟到了哪些道理。

健康生活理念——森田療法的啓示

　　森田療法是由日本人森田正馬所創建的。它帶有濃厚的東方色彩和文化，依據的原則是「順其自然，爲所當爲」，在一種更爲寬鬆和自然的情景下，幫助患者擺脫困境。

「順應自然」的治療原理

　　森田認爲，要達到治療目的，說理是徒勞的。正如從道理上認識到沒有鬼，但夜間走過墳地時照樣感到恐懼一樣，單靠理智上的理解是不行的，只有在感情上實際體驗到才能有所改變。而人的感情變化有它的規律，注意越集中，情感越加強；順其自然不予理睬，反而逐漸消退；在同一感覺下習慣了，情感就會變得遲鈍；對患者的苦悶、煩惱情緒不加勸慰，任其發展到頂點，也就不再感到苦悶煩惱了。因此，要求患者對症狀首先要承認現實，不必強求改變，要順其自然。

　　那麼要怎樣順其自然呢？森田把它看做是相當佛禪的「頓悟」狀態。所謂「頓悟」，就是讓患者認識並體驗到自己在自然界的位置，體驗到有些事是超越自己控制能力的，如果把它們看得很嚴重而產生抗拒的心理，結果只能使自己陷入了神經質的漩渦。

1.要認清精神活動的規律，接受自身可能出現的各種想法和觀念

　　一些心理異常的人常常主觀地認爲，自己對某件事物只能有某種想法而不能有另一種想法，有了就是不正常或者不對的，這種極端的完善慾造成了強烈的劣等感。要改變這一點，就得接受人非聖賢這一事實，接受我們每個人都有可能存在邪念、嫉妒、狹隘之心的事實，認識到這是人的精神活動中必然會出現的事情，靠理智和意志是不能改變和決定的；但是否去做不理智的事情，卻是一個人完全可以決定的。因此，不必去對抗自己的想法，而需注意自己所採取的行動。同時，從心理上放棄對對立觀念的抗拒，認識到人既有

良好的情緒又存在不良的情緒兩種相互對立的心理現象，並接受這種心理現象，而不必爲出現的不良症狀表示不安，也不必排除這些令人恐懼的念頭，使自己陷入激烈的精神衝突之中。

2.要認清症狀形成和發展的規律，接受症狀

有些情緒和行爲反應原本是正常的，只是因爲我們存在疑病素質，將它們看成是異常的，想排斥和控制這種感覺，從而使我們把注意停留在這種感覺上，造成注意力和感覺相互加強的作用，即形成精神交互作用。這是一種惡性循環，是形成症狀並使之繼續的主要原因。認清了這一點，就要對自己的症狀採取接受態度，一方面不會強化對狀態的主觀感覺；另一方面，因爲不再排斥這種感覺，而逐漸使自己的注意力不再固著在症狀之上，以這樣的方式打破精神交互作用使症狀得以減輕直至消除。比如：對人恐懼的患者見人臉紅，越怕臉紅，就越注意自己的表情，越注意越緊張，反而使自己臉紅的感覺持續下去了；相反，接受臉紅的症狀，帶著「臉紅就臉紅吧」的態度去與人交往，反而會使自己不再注意這種感覺，從而使臉紅的反應慢慢消退。

3.要認清主客觀之間的關係，接受事物的客觀規律

人之所以患神經質症，疑病素質是症狀形成的基礎，精神交互作用是症狀形成的原因，而其根源在於人的思想矛盾。這一思想矛盾的特徵就是以主觀想像代替客觀事實，用「理應如此」來限定自身的思想、情感和行爲。森田指出：「人究竟如何破除思想矛盾呢？一言以蔽之，應該放棄徒勞的人爲拙策，服從自然。想依靠人爲的辦法，任意支配自己的情感，不僅不能如願，反而徒增煩惱。此皆人力所不能及之事，而強爲之，當然痛苦難忍。然而，何謂自然？夏熱多寒乃自然規律，要想使夏不熱、多不寒，悖其道而行之則是人爲的拙策；按照自然規律，服從、忍受，就是順應自然。」針對思想矛盾，森田提出了「事實唯眞」的觀點，意即「事實即是

眞理」，並以此做爲座右銘。他說：「不要把情緒或想像誤認爲事實來欺騙自己。因爲不論你是否同意，事實是不可動搖的。事實就是事實，所以人必須承認事實。認清自己的精神實質，就是自覺；如實地確認外界，就是眞理。」「只有使人的主觀思想符合客觀事物的規律，才能跳出思想矛盾的怪圈。」

「爲所當爲」的治療原理

森田療法把與人相關的事物劃分爲兩大類：可控制的事物和不可控制的事物。所謂可控制的事物，是指個人透過自己的主觀意志可以調控、改變的事物；而不可控制的事物是指個人主觀意志不能決定的事物。森田療法要求神經質症患者透過治療，以學習順應自然的態度，不去控制不可控制之事，如人的情感；但還是注意爲所當爲，即控制那些可以控制之事，如人的行動。即「爲所當爲」是指在順應自然的態度指導下的行動，是對順應自然治療原則的充實。

1.忍受痛苦、爲所當爲

森田療法認爲，改變患者的症狀，一方面要對症狀採取順應自然的態度，另一方面還要去做應該做的事情，通常症狀不會即刻消失，在症狀仍存在的情況下，儘管痛苦也要接受，把注意力投向自己生活中有確定意義、且能見成效的事情上，努力做應做之事；把注意力集中在行動上，任憑症狀起伏，都有助於打破精神交互作用，逐步建立起從症狀中解脫出來的信心。例如：對人恐懼的人，不敢見人，見人就感到極度恐懼。森田療法要求其帶著症狀生活，害怕見人沒關係，但該見的人還是要見，帶著恐懼與人交往，注意自己要做什麼，而這樣做的結果，患者自己就會發現，原來想要消除症狀，想等症狀不存在了再與人接觸，其實是不必要的，過去爲此苦惱，認爲不能做，是因爲老在腦子裡想而不去做。而「爲所當爲」要求患者該做什麼馬上就去做什麼，儘管痛苦也要堅持，就打破了過去那種精神束縛行動的模式。

2.面對現實，陶冶性格

　　森田療法的專家高武良久指出：人的行動一般會影響其性格，不可否認，一定的性格又會指導其做出一定的事情，但僅僅看到這一方面，則是一個片面性的認識。我們也不能忘記「我們的行動會造就我們的性格」這一客觀事實。正是這一點，才是神經質性格形成的根本理由。

　　神經質患者的精神衝突，往往停留在患者的主觀世界之中，他們對引起自己恐懼不安的事物想了又想，鬥了又鬥，但在實際生活中，對引起其痛苦的事物卻採取了一種逃避和敷衍的態度，事實上，單憑個人主觀意志的努力，是無法擺脫神經質症狀的苦惱的，只有透過實際行動，才會使思維變得更加實際和深刻。實際行動才是提高適應生活能力的催化劑。對此，高武良久舉例說，要學會游泳，不跳入水中就永遠也學不會游泳，即使完全不會游泳，跳入水中也是完全可以做到的，然後再逐步學習必要的技術。與此道理相同，神經質症患者無論怎麼痛苦，也會在別人指導下努力去做，這樣就可以在不知不覺中得到自信。要想見人不再感到恐懼，只有堅持與人接觸，在實際接觸中採用順其自然的態度，使恐懼感下降，而逐步獲得自信。前面已經談到，「為所當為」有助於症狀的改善，其中很重要的一點，就是在實際生活中將精神能量引向外部，只要注意所做的事情，就減少了指向自己身心內部的精神能量。而與外部世界的實際接觸，又有助於患者認識自身症狀的主觀虛構性。這一過程實際上是使內向型性格產生某種改變的過程。

　　由此可見，順應自然既不是對症狀的消極忍受，無所作為，也不是對症狀放任自流、聽之任之，而是按事物本來的規律行事，憑症狀存在，不抗拒排斥，帶著症狀積極生活。順應自然、為所當為治療原則的著眼點是：打破精神交互作用，消除思想矛盾，陶冶性格。

森田療法的實際運用

高武良久博士在開展森田療法的同時，還規定了森田式的生活態度，這對於實施森田療法，促進療效的改善，會帶來莫大好處。

1.端正外表

完美的外表與完美的心靈是連繫在一起的。衣冠整潔，才能意志堅定。要振作精神、情緒煥發，首先要端正外表。一個衣飾不整，生活懶散、凌亂不堪的人，很難相信他是一個意志堅定的人。因此，要擺脫內心的痛苦和不安，首先需端正外表，要意志自然而然地堅定起來。

2.保持充實的生活

人們要保持充實的生活，就必須養成勞動的習慣。要感到不做事情心裡就不踏實。人普遍要有向上的進取心，並不斷地透過創造性的工作來實現，爾後才能取得成績。例如，農民灑下了辛勤的汗水，秋後獲得豐收的喜悅，從中體會到生活的意義。人們遭受痛苦，也會在工作中增加信心，減輕痛苦。對於過度內向化的神經質症患者而言，透過積極工作，可逐步走向外向型。高良武久博士指出：「外向化的最佳方法是從事某種工作，即使是難做的事情，也要逼迫自己去做。」

3.勿長期休養

神經質症患者不宜長期休養。長期休養，有害無益。神經質症患者具有較強的上進心。他們要擺脫症狀，也是為了能得到更強的工作能力。讓患者長期不工作，會使患者覺得喪失了工作能力，從而可能令症狀愈加嚴重。其實，神經質症患者的身體根本沒有毛病。硬要讓其休息，會使患者感到病情嚴重，這就很難從疾病觀念中解脫出來。

4.要正視現實

有一種人，當要去做一件不情願的事情時，會找出一些藉口，盡可能去迴避。相反，要去做極感興趣的事情時，雖然有困難，也要想辦法去實現。人要躲避現實生活中的煩惱，往往會受到理性的自責，當然，也會以各種理由來自我安慰。他們以病為藉口，逃避現實，為此感到現實嚴酷，更感到病的痛苦。他們做每件事都會表示：我有病。這給治療帶來莫大困難，也是難以治癒的重要因素。正確的態度應是：不要以疾病為藉口去逃避現實。

5.不做完美主義者

神經質症患者往往是完美主義者。他們有極強的慾望，他們想工作，但又不願意接受工作所付出的代價。他們以最順利的狀態為標準來要求自己，事實上根本無法實現。現實與希望背道而馳，其結果處於一種完善的理想與不完善的現實的矛盾之中。事實上，絕對的完善是不存在的。正確的態度是：不做完美主義者。

6.勇於自信

森田正馬博士認為，神經質的人一般帶有劣等感。所謂劣等感，即相當於自卑感。他們自覺處處不如別人，做事沒有自信，結果一事無成。高武良久教授這樣認為：「許多事情並不一定等有了自信之後才去做，自信發生於努力之中。有人認為只有具備自信之後才能去工作，這好比人學會了游泳之後再下水學游泳一樣，是非常荒謬的。」人對根本不可能實現的事情，不會貿然從事。只有透過自己的努力還有成功的希望時，方能付諸於行動。對於有劣等感的人而言，缺乏自信，做事猶豫不決，三思而不行，陷於完善慾的桎梏之中，這樣就會一事無成。正確的態度應是：增強自信，勇於進取，透過實際行動去完成要達到的目的。

7.順其自然

　　人們遇到悲痛憂傷的事情，譬如親人的死亡，其情感的波動，難以在短時間內消除，使人經常沈溺於痛苦的回憶中。人們在心理上又想消除這種痛苦，然而事與願違，有的人越想排除不想，越加劇了這種痛苦，這就是實際上想把不可能的事情變爲可能，勢必會陷入欲罷不能的心理衝突之中。高武良久博士主張：「既然對往事不能忘懷，就不要強行忘懷，而應帶著這種思維積極地去做日常生活中需要做的工作，這樣就會在不知不覺中使這種思緒逐漸淡漠，以至徹底消失，即使不完全消失，也不會再嚴重牽動我們的感情了。」顯然，硬要逃脫現實的痛苦是很難的。我們只能順其自然，聽之任之，努力將自己致力於工作和學習之中。隨著時間的流逝，痛苦和悲傷自然會逐漸消失了。

健康自助

在這一節，我們將向你介紹切實有效的舒緩心情、放鬆神經的好方法。

自我放鬆

鬆弛反應訓練

　　這是一種透過自我調整訓練，由身體放鬆進而導致整個身心放鬆，以對抗由於心理緊張而引起交感神經興奮的緊張反應，從而達到消除緊張和強身祛病目的的行為訓練技術。對於高血壓、失眠、頭痛、心律失常以及各種由於心理緊張所造成的疾患都有良好的療效。一般的鬆弛反應訓練方法，使用較多的是雅可布松所首創的漸進性鬆弛法。我國的氣功、印度的瑜伽和日本的坐禪等都能產生類似的作用。一般認為，不論何種鬆弛反應訓練技術，只要產生鬆弛反應都必須包含四種成分：安靜的環境；被動、舒適的姿勢；心情平靜，肌肉放鬆；精神內守（一般透過重複默念一種聲音，一個詞或一個短句來實現）。具體的方法有以下幾種：

◎深呼吸放鬆法

這種放鬆方法可以說是最簡便易行的一種方法。它幾乎隨時隨地都可以進行，熟練運用之後，可以幫助人們自我鎮定。就可以在最需要的時候不假思索的使用以緩解焦慮、緊張等不良情緒，而且它能有效的降低你對負面情緒的感受力。具體的做法如下：

(1) 讓自己在座位上舒服的坐好，身體後靠並伸直，不要駝背，解開束縛腰腹的皮帶及衣物，將右掌輕輕置於肚臍上，掌心向下，五指併攏。讓自己感覺到自然、舒適。

(2) 然後開始長長的、慢慢的呼吸。可以將你的肺部想像成一個氣球，讓自己在想像中盡量將這個氣球充滿。並且當你感到氣球已經全部脹起，氣沈丹田時，保留兩秒鐘。然後，輕輕的、慢慢的將氣呼出來。

（3）多練習幾遍以後，再加上計時這一項，練習慢呼氣。具體的目標是要做到：吸氣持續四秒鐘，呼氣也持續四秒鐘。每天堅持練習兩次，每次4～10分鐘。

NOTE

　　在吸氣與呼氣時，你可以採用「手栓法」來證實自己是否在進行腹部呼吸。在吸氣時，你的手掌將離開身體，向外運動，顯示你已經能夠將空氣一直送到肺的底部。你也可以採用鼻吸口呼的方式，並且結合使用後面將介紹的想像法，隨著腹部的收縮、膨脹，在細長的吐納中，你會有採天地靈氣貫向全身的舒暢感。

◎想像放鬆法

想像放鬆是透過有些安寧、舒緩、愉悅的情景的想像以達到身心放鬆的目的，你要盡量運用各種感官，觀其形、聽其聲、嗅其味、觸其形……，恰如身臨其境。

做想像放鬆之前，要放鬆坐好，閉上雙眼，然後開始先有言語性指導，進而開始自行想像。比如，可以想像自己正在一片小樹林中，外面是炎熱的烈日，樹林中卻是一個清涼的世界。有小鳥在輕聲的歌唱，有花朵散發著清香，林中有一個小木屋，這是你童年的夢想。裡面有許多有趣的東西，還有一夥快樂的朋友正等待著你……，在想像的世界裡，你看到了綠色的樹木，五彩的花朵，聽到了小鳥的歌聲，聞到了花朵的芳香，觸摸到了小木屋質樸的牆壁……，你的心情逐漸變得愉悅，身心開始舒展，慢慢的做深呼吸，感到了輕鬆和舒坦。

每天可用5、6分鐘進行練習。可以根據自己的經驗與生活習慣，選擇幾個特別能激發想像的畫面或場景，平時多多練習，關鍵時候就能運用自如。要注意的是，你必須是想像的主人，而不能沈溺於自己編織的白日夢而不能自拔，以至於耗費太多的時間。

想像放鬆雖然簡單，但是效果卻因人而異。言語指導的內容是需要事先了解的部分：看看你在哪些事情上面最感覺舒適、愜意、輕鬆、自在。在給出指導語的時候，同樣要注意自己的語氣、語調的運用，節奏要逐漸變慢，配合自己的呼吸。你可以自言自語，也可以把自己的話錄下來，隨時播放。

◎肌肉放鬆法

放鬆是一種在體力和腦力上使緊張感得以化解的技巧，肌肉放鬆是一種深度放鬆，因此它比前兩種放鬆方法複雜一些。沒有緊張感你就很難真正體會放鬆，因此，肌肉放鬆法的要點就是一張一弛，即先緊張後放鬆，在感受緊張之後在充分體驗放鬆的效果。

你首先需要找到一個舒服的姿勢，這個姿勢使你感到輕鬆、自然，一般情況下可以靠在沙發上或躺在床上進行。另外，要在安靜的環

境中進行練習，光線不要過於強烈，盡量減少無關刺激的干擾，以保證放鬆練習的順利進行。

學習放鬆的時候可先嘗試著做兩遍，第一遍按照書上的示範做，第二遍由自己發出指令，先以舒服的姿態閉眼躺好或坐好，跟隨指令進行練習。指令可以事先錄在錄音帶上。國外有研究者把每一部分肌肉放鬆的訓練過程總結爲如下五個步驟：集中注意——肌肉緊張——保持緊張——解除緊張——肌肉放鬆。

在你給出放鬆的指示語時，特別要注意利用自己的聲調語氣來創造出一個有利於放鬆的氣氛。從開始到最後，語速是逐漸變慢的，但也不能太慢，注意發出的指令要與你的呼吸協調一致。每一部分肌肉由緊張到放鬆的過程都要有一定的時間間隔，好爲你在之後體驗緊張和放鬆留有餘地。從操作上講，肌肉放鬆法一般是從上到下，依次分別進行。

面部放鬆：怒目而視，使眼睛與眼眶肌肉緊張，保持10秒鐘，然後放鬆；嘴角盡力後拉，保持10秒鐘，然後放鬆；牙關緊咬，保持10秒鐘，然後放鬆；用舌頭抵住上顎，使舌頭緊張，保持10秒鐘，然後放鬆；各部位分別練習之後，可以做面部這個整體放鬆：眉頭上拉，眼睛盡量睜大，嘴角盡力後拉，牙齒盡量咬緊，保持10秒鐘，然後放鬆。

頸部放鬆：從前、後、左、右四個方向繃緊頸部肌肉，保持10秒鐘，然後放鬆。

肩部放鬆：盡量提升雙肩向上，保持10秒鐘，然後放鬆。

臂部放鬆：握緊拳頭，使雙手及前臂肌肉緊張，保持10秒鐘，然後放鬆；側平舉雙臂做擴胸狀，體會臂部的緊張，保持10秒鐘後放鬆。

胸部放鬆：使雙肩用力後擴，胸部四周肌肉緊張，保持10秒鐘，然後放鬆。

背部放鬆：使雙肩用力前收，體會背部肌肉緊張，保持10秒鐘，然後放鬆。

腹部放鬆：盡量收腹，好像逃避別人的拳擊，保持10秒鐘，然後放鬆。

臀部放鬆：夾緊臀部肌肉，收緊肛門，保持10秒鐘，然後放鬆。

腿部放鬆：繃緊雙腿，併膝伸直上抬，好像兩膝蓋之間夾著一枚硬幣，保持10秒鐘，然後放鬆；將雙腿向前繃緊，體會小腿部的緊張，保持10秒鐘，然後放鬆將雙膝向膝蓋方向用力彎曲，保持10秒鐘，然後放鬆。

腳趾肌肉放鬆：將腳趾向下彎曲，好像用力抓地，保持10秒鐘，然後放鬆；將腳趾盡量向上彎曲，而腳與腳踝不動，保持10秒鐘，然後放鬆。

NOTE

如手臂部的放鬆，你可以發出這樣的指示：

(1) 伸出你的右手，握緊拳，使勁握，就好像要握住手裡的東西一樣，注意手臂緊張的感覺（集中注意和肌肉緊張）。

(2) 放鬆（解除緊張和肌肉鬆弛）。

NOTE

如軀幹部位的放鬆，指示語可以這樣說：

(1) 聳起你的雙肩，使肩部肌肉緊張，注意這種緊張的感覺。

(2) 好，放鬆，非常放鬆。

當各部分肌肉放鬆都做完之後，你還可以繼續給出指示語：

(1) 現在你感到很安靜、很放鬆，非常安靜、非常放鬆，全身都放鬆了。

(2) 從1數到50，睜開眼睛。

· **漸進放鬆法（20分鐘）**

這種放鬆方法既可以從腳到頭進行，即使你沒有條件躺下來放鬆，也可以很舒服地坐著，閉上眼睛，依次把注意力集中於身體的各個部位，進行放鬆。

(1) 脫掉鞋子，鬆開衣服的束縛，選一個舒適的地方躺下來。伸直全身，雙臂自然地放在身體兩側，雙腳稍微分開，慢慢閉上雙眼。對自己說：現在我要完全放鬆，等我醒來，我就會感到充滿活力。

(2) 想著你的雙手雙腳，彎曲腳趾，活動一下踝關節，然後放鬆，心裡默念，去吧，讓一切疲勞緊張都消逝。

(3) 想著你的小腿，膝蓋，大腿直到胯部，想像它們都在陷落，沈重而且放鬆。

(4) 想著你手臂肘部、上臂直到肩膀，都軟綿綿的，沒有力氣，想像所有的疲勞都被融化，離你而去。

(5) 想著你的腹部，先鼓起來，再恢復，使呼吸更加順暢深沈。

(6) 想著你的胃部和胸部，直到喉嚨和頸部，隨著不斷地深呼吸，你會感到所有疲勞都飄出體外，你變得越來越輕鬆。

(7) 想著你的喉嚨，脖頸，頭部，感受到軟弱而且放鬆，然後放鬆面部肌肉、下巴。

(8) 如果你感到身體的某一部分還比較緊張，那麼，再將注意力集中到該部位使之放鬆。細心體會這種全身放鬆的感覺，持續5～10分鐘，想一些令人愉快的畫面，或僅僅是讓思想保持空白，進入一種輕度睡眠狀態。

(9) 當準備醒來時，對自己說：我已經感到全身放鬆，現在可以醒來了，我會感到精力恢復，心情十分輕鬆。

(10) 醒來時要先活動一下腳趾和手指，輕輕地抖動一下手腕，彎曲一下膝蓋和手臂。睜開雙眼，將手臂伸過頭頂，然後慢慢坐起，伸展一下全身，現在你可以回去幹活了。

放鬆練習有四個注意事項：

(1) 要找個安靜的環境，選擇一個恰當的時間。確定有一個地方你可以有20～30分鐘的時間不會被打擾。這個地方越安靜越舒適越好。在放鬆前，將燈光調暗，將衣服鬆開。最好不要在休息前做放鬆練習，這樣你可能會睡著了，以致無法練習有關的技巧；也不要在飯後馬上就做，那時你的身體正忙著消化食物，無法專心放在肌肉放鬆上。

(2) 找一個很舒服的位置，坐在舒適的沙發上或椅子上都可以，選擇一個盡可能舒適的姿勢，躺在地板上或床上也可以，但睡姿容易讓人昏昏欲睡。

(3) 學會使用一句簡短的話或一個簡單的詞，任何時間、任何地點你只要默念放鬆的口令，就可以條件反射似的很快地讓你集中精神，心平氣和。例如：「我感覺平靜」、「我很穩定」等句子。

(4) 精神專一，態度要順其自然，毫不費力地讓緊張、煩惱飄到體外，並細心體會這種感覺。

改善睡眠

我們每天都離不開睡眠。夜晚入睡，早晨起床。從睡眠所需的時間來看，如果一個人一天睡八小時，那麼一生的三分之一時間都在睡覺。一生以80年計，那麼一生中就有233600個小時，即9733天，相當於26年多的時間都在睡覺。在我們的一生中，再沒有什麼事情如睡眠一樣有規律地、持續地、大量地佔用我們的時間了。為什麼我們需要花費這麼多的時間來睡眠呢？睡眠的作用是什麼呢？

在生物睡眠剝奪試驗中，人們將試驗犬設定於長期不入眠狀態。測定極度困倦站立不穩的試驗犬的大腦資料，發現細胞膜遭到嚴重破壞，腦細胞大量死亡。腦細胞死亡將導致癡呆。睡眠不足狀態再繼續下去，等待試驗犬的只有死亡。如果長時間剝奪高級動物的睡眠，腦細胞將壞死，生命無法延續。大腦遭到破壞，就意味著生命滅亡。相反地，重視睡眠，大腦才能得到相應的保護。可以說人類是為了生存而睡眠。睡眠基本的作用就是恢復大腦的疲勞。應該說，睡眠本身的目的是「使身體休息」。可是，對於已進化到「以腦為本」的高級階段的人類而言，睡眠就有別於原始的目的。要使從事高等資訊處理工作的大腦得到相應的後援支援，就必須使睡眠的服務對象集中在大腦。

睡眠的迷思

◎睡眠有自己的規律嗎?

科學家發現人腦會發出各種類型的腦波,它們與睡眠有密切的關係。人們因此根據腦波的成分判斷是否入睡。未入睡時的腦波不同於緊張狀態時的腦波以及發呆出神時的腦波。入睡時的腦波又細分爲「雷姆睡眠」和「無雷姆睡眠」兩大類。所謂雷姆睡眠,指的是「伴隨快速眼球轉動的睡眠」。這時身體雖已放鬆,但意識仍處於相對清醒狀態。「無雷姆睡眠」指的是身心完全放鬆的安詳睡眠狀態。

大腦從活躍到安靜再活躍再安靜的反覆過程,稱爲睡眠的循環。它不是以一日爲周期,而是在幾小時的睡眠時段裡進行。一般一個循環過程時長90分鐘,構成睡眠的一個單位。每一晚的睡眠,都是由好幾個大致爲90分鐘的睡眠單位組成,其中既有雷姆睡眠也有無雷姆睡眠,淺睡與熟睡交替進行。在最初的3個小時即2個單位時段內最可能出現的是熟睡的無雷姆睡眠階段。之後無雷姆睡眠與雷姆睡眠交替出現。在90分鐘的睡眠單位交替之際人們較容易醒來。

◎睡多長時間有利於健康?

美國有過一項關於睡眠時間與死亡率關係的追蹤調查研究,使用的是「臥床時間」的概念,儘管與正確的睡眠時間有差異,不妨借來參考。根據這項調查統計,臥床7～8小時的人的死亡率小於不足7小時或超過8小時的人。資料還顯示,大多數人一天睡7～8小時。因睡眠時間與死亡率的因果關係還未被確定,所以還無法給這一資料定義,但至少可以將7～8小時做爲一般睡眠時間的標準來參考。

爲什麼會是8個小時呢?是因爲人們將一天24小時扣除社會生活所需時間後,所得剛好爲7～8小時呢?還是因爲7～8小時的睡眠對於人類而言感覺最舒適,所以人體選擇了這個時間長呢?答案是兩者兼而有之。因此,從某種意義上說,雖然7～8小時是人類睡眠的時間參考,但也沒有必要無條件遵守。對每個人而言,能保證自己安全舒適生活的睡眠時間,就是最適合自己的標準。

◎什麼時候睡眠有利於健康？

睡眠時間的選擇是有其科學依據的。一些人不給自己足夠的機會去得到他們需要的睡眠，因為他們在床上待的時間不夠長。而另一些人則過長時間待在床上，他們的睡眠時間延長了，但質量卻很差。第三類人在床上待的時間夠長，但他們的睡眠時間安排得不恰當。他們可能在「禁區」時上床，但那時非常難以入睡，或是在工作了一晚上之後，在幾乎不可避免地保持清醒狀態的早上睡覺。不適當的睡眠幾乎是由於這些類型的時間安排不合理導致的。

人類是晝行性動物，白天活動，夜晚睡眠，周而復始，循環不息。如果打亂這種循環，輕視睡眠，晝夜顛倒，將給人類帶來無法估計的危險。很多現象顯示：無視生物學的規律，極可能導致生命異常。如果覺得「休息是浪費」而盡量壓縮休息時間，或者認為「越用越靈」而使身心長期處於勞作狀態，總有一天會遭到生物規律的報應。調查發現，因生理時鐘紊亂導致睡眠障礙的患者近來有增多的趨勢。許多長期過著都市夜生活的人們，都有精神緊張壓力過大的毛病。這極可能就是生活無規律惹的禍。都市生活的繁華與便利造成夜晚與白晝無甚差別的錯覺。然而從生物學角度來看，這種生活卻可能給大腦造成嚴重的傷害。相反，在風光宜人的田野鄉村，人們日出而作，日落而息。回到了生物本應具有的自然狀態，符合生物生存發展的規律，因此感覺舒暢自然。生命是脆弱的，正因為如此，生物才會自然形成一半時間用來休息，一半時間用來活動的生存節奏。

◎現代人是否需要午睡？

上班上學務農的人們，從早上開始身心就處於緊張狀態，到了中午，睡意襲來大腦發出「休息」的訊號。要擺脫睡意侵襲，要麼順其自然午睡，要麼強迫自己清醒。生活在熱帶地區或者在野外作業的人們，一般透過午睡使大腦得到休整，這是順其自然的做法。在辦公室工作的人們，則透過喝咖啡、吃點心驅趕睡意，這是使大腦清醒的做法。儘管沒有午睡時間也可以應付得過去，但從大腦的生理特點考慮，順其自然午睡是理想的選擇。如果有條件午睡或事實證明午睡有助於提高工作效率的話，那還是盡可能午睡爲好。對於那些因工作時間長而無法保證充足睡眠時間的人，或者夜晚無法熟睡的人而言，利用白天的間隙「小睡一會兒」確有益處。這比喝咖啡提神可要高明得多。

不過，睡午覺也要注意方法。隨心所欲地大睡特睡或者有時睡有時不睡，反而會帶來負面影響。還須綜合考慮年齡、身體狀況、氣候等因素，適當安排最合適的午睡時間。

一般人們認爲，午睡小睡即可。所謂「小睡」，就是控制在較淺的睡眠程度。一旦深睡過去，不得已醒來時不僅爬不起來，而且覺得更想睡，反而影響工作學習效率。睡眠相對較好的年輕人一般午睡10～15分鐘就夠了，最多不超過20分鐘。睡眠相對較差的老年人基本上確保睡30分鐘左右最爲適宜。

午睡小睡即可的另一個理由在於，中午睡得過多，晚上可能就得少睡些時間。因爲中午睡夠了，大腦就判斷爲晚上不需要這麼多睡眠了，於是大腦的夜間休息將被削減。如果你能做到稍睡片刻即頭腦清醒的話，那你就算眞正學會了午睡。

◎如何檢測睡眠單位？

　　了解自己的睡眠單位時間，是擁有良好睡眠的第一步。首先應該知道上床的時間。有的人躺下後馬上就能入睡，有的人並非如此。記住躺下後到入睡的大致所需時間，估計從何時開始入睡。大多數人在躺下後約10分鐘左右睡著。將睡著時刻設定為零。夜間或早晨自然醒來時看看時間，計算一下從睡著後到自然清醒總共花了多少分鐘，共有幾個90分鐘上下的睡眠單位。

　　例如：半夜0點入睡，早上6點左右醒來，睡眠時間總計6小時即360分鐘。除以90得4，即睡眠單位時間為正好90分鐘。半夜0點入睡，7點醒來，睡眠時間總計7小時即420分鐘。此時睡眠單位的個數可以是4也可以是5。如果設為4，每個單位時長為420/4=105分鐘，如果設為5，單位時長為420/5=84分鐘。也就是說，睡眠單位時間或者是105分鐘，或者是84分鐘。半夜0點入睡，早上5點醒來的話，睡眠時間總計為5小時即300分鐘。這時睡眠單位個數可以是3，也可以是4。如果設為3，單位時間為300/3=100分鐘，設定為4，則一個單位為300/4=75分鐘。這樣，睡眠單位時間或者是100分鐘，或者是75分鐘。

　　僅一次測試結果不夠精確，多做幾次測算，記錄自然醒來的睡眠持續時間，才能較準確地計算出自己的睡眠單位時間。

◎什麼時候是起床的良機？

有時睡得多了，反而起不了床，睡得少反而醒來時神清氣爽。如果早上醒來時頭腦清醒心情也會變得舒暢，工作起來精神飽滿。如果醒來時仍然頭昏腦脹，心情肯定像陰沈的天空一樣糟糕。誰都想以舒暢的心情迎接一天的開始。那麼，怎樣才能晨起時神清氣爽呢？

在每90分鐘的睡眠單位循環交替之際，人較容易醒來。如果在這時醒來，人會感到輕鬆自然，頭腦清醒。晨起時間如果能夠控制在這一時段，就能擁有一天的好心情。那麼，如何才能讓自己在這一時段醒來呢？

我們可以乘以若干個睡眠單位時長計算出自然覺醒的時間，但是我們的身體不是機器，要使自己有意識地在這一時間醒來並不是件容易的事。睡眠的單位時長和總的睡眠時間也因當天的生理心理狀況、臥室環境等要素的微妙變化而變化。

唯一我們能做的，就是用身體「感知」自然甦醒時間，並順應這一時間從夢中醒來。大概很多人都有過在早上鬧鐘鈴響之前自然醒來的經歷吧。醒來時正處在睡眠界限期，夢到一半醒來或者被尿憋醒，都是屬於比較好的睡眠界限期。如果這些時候比較接近預定起床的時間，那就在這時起床吧。所謂「接近預定起床的時間」，是以離預定起床時間不到90分鐘的標準來計算的。如果自然醒來後還繼續睡，睡眠照例由淺入深開始新一輪循環。假如這時離應該起床的時間不到90分鐘的話，可能在向深睡發展的過程當中被鬧鐘吵醒，這樣醒來就會覺得很不舒服。如果離預定起床時間還有90分鐘以上的話，可以繼續享受一個周期時間的睡眠，之後再在周期結束時自然醒來。也就是說，只要不比預定起床時間提前太早，還是在清晨自然醒來的時候起床更有益健康。

◎「夜貓子」怎麼辦？

前面，我們提到人是白晝行動、夜晚睡覺的。可是，因工作要求的不同，有的人必須工作到深夜、凌晨休息，中午起床；也有人通宵工作，然後在上午和下午睡覺。比如從事護士、計程車或卡車司機、24小時便利商店的營業員、警察等工作，過著所謂「夜行性」生活的人們，他們應該注意哪些方面才能保證優質的睡眠呢？心理學家和健康專家建議，只要晚睡晚起的生活有規律可循就不會引起睡眠不足。

要想保證優質的睡眠，保持有規律的起居是重要一環。清楚區別自身生活節奏中的晝與夜，該睡的時候睡，該起的時候起，且每天的起床時間盡量相同。保持有規律的起居，無論對習慣晝型生活的人還是習慣夜型生活的人，甚至是晝夜完全顛倒的人而言都是必需的。不管你過的是怎樣的生活節奏，只要分清活動時間與休息時間，保證就寢與起床的規律性，那麼你就能獲得良好的睡眠。

我們的體內，受著多種自然規律的多重影響。一個是地球的晝夜規律，一天24小時周期。與生理時鐘的一天25小時周期存在時差需要每天的不斷調節。第二個是睡意的周期。一般為12小時。過著早睡早起的一般生活節奏的人們在深夜和午後會分別受睡意侵擾一次；那些晚上工作白天休息的人們也會每12小時即在早上和傍晚感到困倦。還有一個是約90分鐘反覆一次的睡眠單位周期。如果能夠利用這些規律性周期的倍數，就能較為輕鬆地生活。比如，即使是晝夜顛倒的生活，如果能利用12小時周期確保睡眠時間的補足，那麼保證舒適的睡眠就不是難事。再比如，即使是一整天工作第二天再一整天休息的以48小時為晝夜周期的人，只要他能掌握好以48小時為一日的大前提，照樣能保證正常起居。雖然看起來有點不自然，但是以地球24小時周期的倍數計算其他節奏並有規律地實行，就不會出問題。

睡眠是一項靈活的機能。兩天起居一次，可能多少會有一些睡眠不足，但是一旦入睡，則較一般睡眠容易進入熟睡階段。所以從這層意義上說，兩天睡一次，也可能獲得相對優質高效的睡眠。48小時周期的生活節奏雖然有違生理時鐘規律，但只要睡眠的填補功能

正常運作，能在第二天補足前日通宵欠下的睡眠，仍然可以自由自在地生活。但是，如果生理時鐘規律遭到破壞，睡眠的填補功能也不能正常發揮作用的話，就有可能引起睡眠障礙。以睡眠單位約90分鐘的倍數為基準安排起居生活，一般不會出什麼大礙。即使有時出現一些異常，也不是睡眠自身的問題，只是因飲食、工作、人際關係等睡眠以外的因素導致緊張和精神壓力而已。

以上分析可以看出，晝夜顛倒也好，兩天睡一次也好，只要是有規律的起居生活，睡眠就能夠順應這樣的規律自我調節至最佳狀態。相比之下，那些生活無規律的人，他們的身體在承受著重壓。今天早班，明天夜班，後天休息，每天的就寢和起床時間都不同，這樣的生活節奏就難以保持安定的睡眠，需要花許多時間才能適應。我們的身體既細膩敏感，又功能完善，當生活環境需要時，它也可能不受地球周期與睡眠周期的限制。因此，即使是不符合生物規律的生活節奏，我們的身體也還是具備自我調整逐步適應的可能。

◎睡不著怎麼辦？

誘發睡意的三大要素是單調、乏味和無意義。比如，很多人都會用數數的方法來幫助自己入睡。在數數時我們會感到厭倦無聊而逐漸使緊張專注於某一事物的大腦轉移到無聊簡單的內容上，由此引發睡意。當然，各人有各人的入睡方式，有可能的話，最好不要用任何輔助手段。因為使用大腦和五官總比閉著眼睛什麼也不做更容易使神經興奮。如果非得借助輔助手段幫助入眠，就好好利用前面所說的引發睡意的三大要素。

睡眠，從心理角度分析，是一種逃避反應。在會議課堂上打瞌睡的行為不單是因為睡眠不足，更大的原因在於一種厭煩心理。在電車公共汽車上打瞌睡，不單是因為有規律的振動，而是因無事可做無聊乏味而已。這種作用我們可以應用在夜晚的睡眠中。具備三點要素有困難的話，那就兩點，一點也行。掌握適合自己的入睡「儀式」，進入無雷姆睡眠輕而易舉。

對於什麼是單調、乏味、無意義，每個人的認識各不相同。有些人認為難以入眠的手段，在另一些人看來卻可能是最有效的入睡「儀式」。

比如，有的人晚上刷了牙就想睡覺；有的人喜歡睡前躺在被窩裡聽CD或收音機，聽著聽著就能睡著；不喜歡看書的人睡前翻翻書，沒看幾頁就開始膩煩，於是也成了入睡的最好催眠曲。「乏味」是無害免費的安眠藥。鑽進被窩，想像最單調、最無聊的事，你就可以儘快進入睡鄉。

◎用餐和睡眠有關係嗎？

我們一日三餐的主要目的在於能量供給，而早餐的作用除提供能量外，還有更大的功效。用餐這一行為，是在意識開始活動後才可能實現的。沒有「想吃」的意識活動，也就不可能開始「吃」這一行為。自我的有意識行動，須以大腦的指令為前提。大腦在還未完全睡醒時無法指令完成進食這一行為。由於全身都集中於進食這一目的，提高了大腦的活躍程度，此時開始清醒。由於睡眠時沒有進食，身體處於能量不足狀態。吃早餐可以補充能量，透過提高體溫，從體內徹底喚醒大腦。

從身體活動機能分析，進食也是一種有效的覺醒行為。咀嚼引起下顎肌肉運動，下顎的肌肉運動會向大腦發出很強的覺醒訊號，我們覺得精神不佳時嚼口香糖就是這個道理。打哈欠也有同樣的作用，不是因為想睡才打哈欠，相反是為了抑制睡眠。想打哈欠時不要壓抑，盡量釋放出來，可以更快地恢復清醒狀態。而且，自己做早餐比等別人給自己做更利於提神醒腦。吃自己做的早餐，與吃別人做好的早餐或去早餐店買早點吃比較，前者的精神狀態要明顯好於後者。

這是因為，做早餐的過程本身已提高了大腦活躍度。如果吃別人做好的早餐，大腦的活動從吃早餐開始，比起自己做早餐吃的人，他們的大腦活動量就要少一些。自己做早餐比吃別人做好的早餐能夠提前進入活動期，晨起後的精神狀態就不一樣了。

話雖這麼說，在分秒必爭的緊張的清晨做早餐畢竟是件麻煩事

兒，誰都希望吃現成的。這完全可以理解。但是，從晨起後的清醒效果來講，起床後強迫自己做點事確實有利於活躍大腦。

早晨的廣播體操也是一樣。睡眼惺忪時的早操談不上強身健體，但卻可以透過活動筋骨有效地喚醒大腦和全身。就算不做廣播體操，去信箱取報或倒垃圾這些日常行為，也有提神醒腦的效果。

剛才說了起床後的飲食，那麼睡前的飲食又如何呢？肚子餓了睡不著，吃得太飽也睡不著。怎樣才能和肚子「達成妥協」以保證安睡呢？從古羅馬古希臘時代起，人們就認為生菜具有催眠作用。在英國，人們把開水裡燙過的生菜搾汁當飲料喝，據說睡前喝蔬菜汁有助於提高睡眠質量。

如果大腦的食慾中心接受到血液中所含營養成分的資訊，即使胃裡的食物已消化殆盡，我們仍然有飽腹的感覺。相反如果大腦食慾中心感受不到血液中的營養成分，即使胃裡還有食物，我們還是會覺得肚子餓。也就是說，飽腹和饑餓的感覺，並不完全取決於胃裡是否有東西。

睡前吃許多東西，肚子被填得滿滿的，反而難以入睡。當然「肚子太餓」、「小便急」等這些身體內部刺激訊號也會傳給大腦，從而抑制睡眠。

◎有治療失眠的方法嗎？

刺激控制療法

刺激控制療法是治療失眠的一種特殊治療方法。這個治療假設為：由於在臨床治診治中，許多患者向醫生訴說他們在自己的臥室不能入睡，但可以在自己家的客廳裡睡著，睡眠環境成為患者睡前過度興奮的一個重要因素。為了打破這樣的不良條件反射，醫務人員制定了給患者在臥室幫助其入睡的行為規則。患者必須遵守的規則如下：

（1）只有你想睡的時候才躺下睡。

（2）你的床只能用於睡眠和性生活，不能在床上閱讀、看電視、吃東西或睡在床上擔心其他事情。

（3）如果你覺得在床上不能入睡，要立即起床，到另一間房間去。睡不著立即起床是為了建立睡眠與床的關係。

（4）轉移地方後還是無法入睡，依然要重複第三條。

（5）不管晚上多晚睡覺，早晨要準時起床。這樣有助於身體建立持久聯繫的睡眠節律。

（6）白天不能午睡或打盹。

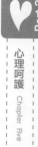

睡眠限制療法

睡眠限制法是由斯皮爾曼博士發明，主要根據臨床發現在床上翻來覆去的時間太長是失眠發生和加重的一個重要因素，透過限制睡在床上，可以以使睡眠更有效。在失眠控制後，可以逐漸增加在床上的時間。睡眠限制療法的規則如下：

（1）在過去兩週主觀平均睡眠時間的基礎上加多15分鐘，但每晚睡眠時間不能少於4小時30分鐘。例如，如果過去兩週每天的睡眠時間是5小時45分，患者可以在床上睡6小時。

（2）每天同樣時間起床。如果患者早上最後起床時間是6點鐘，那麼他（她）應該在早上6點鐘起床，晚上午夜上床睡覺。

（3）白天不能有午睡或打盹。

（4）每天定時記錄上床、起床時間和估計睡覺時間。

（5）當過去5天睡眠效率達75%後，可以允許患者早15分鐘上床睡覺。

以上程序反覆重複，直到患者睡眠時間達8小時或患者自己理想的睡眠時間。

睡眠衛生

· 睡眠時間多少取決於患者第二天的清醒狀況。

· 每天早上或下午定期運動可以幫助睡覺。

· 限制喝酒，尤其是在晚飯後。

· 避免茶和酒，尤其是在下午或晚上。

· 在晚上抽空處理在腦子裡的問題或想法，至少在睡前1小時進行。
也不要想第二天的事或困難，不能使這些問題變得越來越煩人。

· 睡覺前吃少量食物可以幫助睡眠。

· 使臥室盡可能安靜和暗淡，同時使臥室保持溫度適合。

· 如果不能很快入睡，立即起床，到另一個房間去，做一些放鬆
的活動。

· 如果在半夜醒來，不要看鐘，繼續轉身睡覺。

· 在每週日和週末都要定期起床。

· 白天不能有午睡或打盹，否則會減少在晚上的睡意，也會減少自己
想要睡的時間。

· 不用擔心每天晚上睡幾個小時，只要白天的警覺性和活動能力良
好，代表已經睡夠時間了。

建構健康的生活方式

　　人們通常對生活方式的理解是指社會生活的形式，包括數量特徵和質量特徵。其數量特徵表現為生活水準，包括人們的收入水準、消費水準、社會福利狀況等等；其質量特徵表現為人際關係、生活習慣、價值取向、行為規範、社會態度以及利用閒暇時間的方式等。一般而言，健康的生活方式是指有規律的體育鍛鍊、營養適宜、消除不良習慣及控制精神壓力。俄羅斯百歲老人健康長壽的秘訣是與經常運動、情緒穩定、合理飲食因素成正比，與懶惰、煙、酒成反比；美國百歲老人健康的生活方式是：每週三次適量運動、每天有規律的三餐、每天吃早餐、不抽煙、保持適當體重、保持適當睡眠、不喝或少量喝酒、情緒穩定。

　　根據美國加州對6928名成年人進行長期追蹤觀察的結果，發現下列7項生活方式與長壽有關：減少夜生活，每天吃早餐；每天睡眠7～8小時；一日三餐間不吃零食；保持標準體重；有規律的體育鍛鍊；不吸煙；不飲酒或少量飲酒。經過5年左右的觀察，發現遵守6～7項健康行為的人群比遵守0～3項的人群壽命延長11年。這樣的生活方式應該屬於健康而良好的生活方式了。

　　我們可將不良的生活習慣與行為分為不良的本能生活行為和社會適應不良的生活行為。不良的本能生活行為有攝食行為障礙，如過分貪食、厭食拒食、異食等；性行為障礙，如性功能障礙等；睡眠障礙，如失眠症、嗜睡症等。社會適應不良的生活行為有指向自我的不良生活行為方式，如吸煙、酗酒、吸毒、藥物依賴成癮行為等；與社會文化相關的不良社會生活行為，如打電玩成癮、上網成癮、看電視成癮、迷信、信邪教、賭博等。

如何建立健康的生活方式？

日本的船井幸雄提出了度過高質量人生的4條定理：

（1）不去考慮不合時宜的事。

（2）生活中要學會掌握單純萬能這一要領。

（3）堅持現實。

（4）做任何事情都要保持高效率。

在堅持前面四大人生要點之後，還要有相應的人格品質做為基礎，其中最重要的就是「受人信賴」。為此你應該制定一個三段式「獲取信任計劃」。

◎35歲以前

（1）不食言。

（2）好學、勤奮、坦誠。

（3）富有理性而現實。

（4）不發牢騷、積極思考。

（5）找準自己的位置。

◎35歲～50歲

（1）不逃避、不辯解。

（2）積極進取，真心實意地做任何事。

（3）不計得失，多行善事。

（4）擁有自信。

（5）不指責別人的缺點，不說別人的壞話。

◎50歲以後

（1）擁有別人都認同的哲學——珍惜一切。

（2）不成為別人的羈絆——謹言慎行，不招嫉恨。

（3）公大於私——能夠做出偉大的義舉。

（4）謙遜，舉止大度。

（5）樂於付出。

不同年齡層的人只要牢記上述這些不同時期的目標，並且付諸行動，你就一定會贏得他人的信任。一個贏得他人信任的人，即使一時陷入逆境，也會有人相助，況且這樣的人是不會輕易陷入困境的。最終他們將會擁有一個快樂、輕鬆、向上的人生。

附錄：常用的心理健康檢查問卷

一、亞健康測試問卷

1	早上起床時，有持續的頭髮掉落現象。	（5分）
2	感到情緒有些抑鬱，會對著窗外發呆。	（3分）
3	昨天想好的某件事情，今天怎麼也記不起來了，而且最近經常出現這種情況。	（10分）
4	害怕走進辦公室，覺得工作令人厭倦。	（5分）
5	不想面對同事和上司，有自閉症式的渴望。	（5分）
6	工作效率下降，上司已經表達了對你的不滿。	（5分）
7	工作1小時後，就感到身體倦怠、胸悶氣短。	（10分）
8	工作情緒始終無法高漲，最令自己不解的是，無名的火氣很大，但又沒有精力發作。	（5分）
9	一日三餐，進餐甚少，排除天氣因素外，即使口味非常適合自己的菜，近來也經常如嚼乾蠟。	（5分）
10	盼望早早地逃離辦公室，為的是能夠回家，躺在床上休息片刻。	（5分）
11	對城市的污染、噪音非常敏感，比常人更渴望清幽、寧靜的山水。	（5分）
12	不再像以前那樣熱衷於朋友的聚會，有種強打精神、勉強應酬的感覺。	（2分）

13	晚上經常睡不著覺，即使睡著了，又老是在做夢的狀態中，睡眠質量很糟糕。	（10分）
14	體重有明顯的下降趨勢，今天早上起來，發現眼眶深陷，下巴突出。	（10分）
15	感覺免疫力在下降，春秋流感一來，自己首當其衝，難逃厄運。	（5分）
16	性能力下降，昨天妻子（或丈夫）對你明顯地表示了性要求，但你卻經常感到疲憊不堪，沒有什麼性慾望。妻子（或丈夫）甚至懷疑你有了外遇。	（10分）

計分方法

將各題得分相加，得到總分。

判別方法

（1）累計總分>30分：你的健康已經敲響了警鐘。

（2）累計總分>50分：需要坐下來，好好地反省你的生活狀態，運動和營養搭配等。

（3）累計總分>80分：去醫院找醫生，調整自己的心理，或是申請休假，好好地休息一段時間吧！

二、精神症狀自我診斷量表

精神症狀自我診斷量表是由日本的稻田年太先生編製。

編號	測驗題目	得分		
		符合 （2）	有點符合 （1）	不符合 或不清楚 （0）
1.	如果周圍有喧嘩聲，不能馬上睡著。			
2.	常怒氣陡生。			
3.	夢中所見與平時所想的不謀而合。			
4.	習慣於與陌生人談笑自如。			
5.	經常的精神萎靡。			
6.	常常希望好好改變一下生活環境。			
7.	不破除以前的規矩。			
8.	稍稍等人一會兒就急得不得了。			
9.	常常感到頭有緊箍感。			
10.	看書時對周圍很小的聲音也會注意到。			
11.	不太會有哀傷感。			
12.	常常思考將來的事情，並感到不安。			
13.	整天孤獨一人，時常心煩意亂。			
14.	自以為從不對人說謊。			
15.	常常有一著慌便完全失敗的情形。			
16.	經常擔心別人對自己的看法。			
17.	經常以為自己的行為受別人支配。			
18.	做以自己為主的事情，常常非常活躍，全無倦意。			
19.	常常擔心發生地震和火災。			
20.	希望過與別人不同的生活。			
21.	自以為從不怨恨他人。			
22.	失敗後，會長時間保持頹喪的心情。			
23.	過度興奮時常常會突然神志昏迷。			

編號	測驗題目	得分		
		符合 (2)	有點 符合 (1)	不符合 或不清 楚(0)
24.	即使最近發生了什麼事故，也往往毫不在乎。			
25.	常常為一點小事而十分激動。			
26.	很多時候天氣雖好卻心情不佳。			
27.	工作時，常常想起什麼便突然外出。			
28.	不希望別人經常提起自己。			
29.	常常對別人的微辭耿耿於懷。			
30.	常常因為心情不好感到身體的某個部分疼痛。			
31.	常常會突然忘卻以前的打算。			
32.	儘管睡眠不足或者連續工作都毫不在乎。			
33.	生活沒有活力，意志消沈。			
34.	工作認真，有時卻有荒謬的想法。			
35.	自認為從沒有浪費時間。			
36.	與人約定事情常常猶豫不決。			
37.	看什麼都不順眼，常常感到頭痛。			
38.	常常聽見他人聽不見的聲音。			
39.	常常毫無緣由地不快活。			
40.	一緊張就直冒汗。			
41.	比過去更厭惡今天，常常希望最好出些變故。			
42.	自以為經常對人說真話。			
43.	往往漠視小事而無所長進。			
44.	緊張時臉部肌肉常常會抽動。			
45.	有時認為周圍的人與自己截然不同。			
46.	常常會粗心大意地忘記約會。			
47.	愛好沈思默想。			

編號	測驗題目	得分		
		符合 (2)	有點 符合 (1)	不符合 或不清 楚(0)
49.	自以為從沒有被父母責罵過。			
50.	一著急後總是擔心時間，頻頻看錶。			
51.	儘管不是毛病，常常感到心臟和胸部發悶。			
52.	不喜歡與他人一起遊玩。			
53.	常常興奮得睡不著覺，總想做些什麼。			
54.	儘管是微小的失敗，卻總是歸咎於自己的過失。			
55.	常常想做別人不願意做的事情。			
56.	習慣於親切和藹地與別人相處。			
57.	必須在別人面前做事情時，心就會激烈地跳動起來。			
58.	心情常常隨當時的氣氛變化很大。			
59.	即使是自己發生了重大事情，也如別人那樣思考。			
60.	往往因為極小的愉悅而非常感動。			
61.	心有所慮時常常情緒非常消沈。			
62.	認為社會腐敗，不管怎麼努力也不會幸福。			
63.	自認為從沒有與人吵過架。			
64.	失敗一次後再做事情時非常擔心。			
65.	常常有堵住嗓子的感覺。			
66.	常常視父母兄弟如路人一般。			
67.	常常與初次相見的人愉快交談。			
68.	念念不忘過去的失敗。			
69.	常常因為事情進展不如自己想像的那樣而怒氣沖沖。			
70.	自認為從未生過病。			

計分方法

	心理健康自我鑑定評分表									
類型	**合計**	**題項號碼**								
1		1	8	15	22	29	36	43	50	57	64
2		2	9	16	23	30	37	44	51	58	65
3		3	10	17	24	31	38	45	52	59	66
4		4	11	18	25	32	39	46	53	60	67
5		5	12	19	26	33	40	47	54	61	68
6		6	13	20	27	34	41	48	55	62	69
7		7	14	21	28	35	42	49	56	63	70

評分	評 價 標 準				
標準分	低	稍低	一般	稍高	高
症狀類型 　　　得分	1	2	3	4	5
1.焦躁神經病					
2.歇斯底里					
3.精神分裂症					
4.躁鬱症					
5.憂鬱症					
6.神經質					
7.虛構性					
心理症狀指數%	18~32	33~47	48~61	62~76	77~90

(1)按照「心理健康自我鑑定評分表」，根據「類型號碼」，把每種類型的分數按照表中所列的題號橫向相加起來，分別填入合計欄中。

(2)再把各個合計分填入「心理症狀一覽表」的「得分」欄內。表中「症狀類型」的號碼，也就是「評分表」中的「類型號碼」，根據「評分表」中的合計得分，填在「一覽表」的得分欄，然後將它換算成標準分（標準分的換算方法為：單項症狀得分1~4分，為1標準分／5~8分，為2標準分／9~12分，為3標準分／

13~16分，為4標準分／17~20分，為5標準分），再在評價標準的相應尺度上標出「△」。

(3) 把所有「△」用直線連接起來，就製成您的心理健康狀況的一覽表，可以看出您哪方面的狀況比較好，哪方面的問題比較嚴重。

(4) 心理症狀指數的計算：除去第7項虛構性，把第1項到第6項的症狀類型標準分相加再乘以3的積即為指數。

例如：焦躁神經病為3，歇斯底里為2，精神分裂症為2，躁鬱症為4，憂鬱症為2，神經質為3，則合計為16，再乘以3等於48，心理症狀指數為48，評語為「一般」。

判別方法

一般說來，心理症狀指數61以下無重大問題。

(1) 心理症狀指數18～32（標準分1）：精神健康，沒有什麼不良徵兆。

(2) 心理症狀指數33～47（標準分2）：精神健康，但要檢查一下某一症狀類型的得分是否偏高，如果這一症狀類型的標準分高於3時，就要再一次自我檢查一下某一心理方面的健康狀況，找出病因再對症治療。

(3) 心理症狀指數48～61（標準分3）：精神的健康狀況一般，說不上健康。要徹底調整自己的健康狀況，使心理症狀指數達到47以下，特別要積極找出標準分4以下的症狀類型的病因，及時治療。

(4) 心理症狀指數62～76（標準分4）：有些心理疾病的徵兆，最好去請專科醫生診斷，進行縝密的分析，在做自我評價時，自我檢查一下哪一項症狀嚴重的原因，並努力解除這個原因。

(5) 心理症狀指數77～90（標準分5）：已經患有某種程度的心理疾病，一定要接受專科醫生的診斷。儘管自己沒什麼卻被旁人視為乖僻古怪，實際上也不必憂心忡忡，心理上的異常大都是自己造成的。所以，首先要接受心理健康的診斷。不管怎樣，重要的是早期發現，早期治療，真正能夠恢復你健康的就是你自己。

　　虛構性的得分反映了受測者回答時的認真程度和真實程度。如果此項得分過高，則表時受測者對測驗有防衛意識，各種得分可能均比實際情況偏低。根據此項得分的高低，可以大致推斷上述各種得分的可靠性。如果此項得分偏高，就應該反省一下自己的回答是否真實坦率。

常見的精神疾病

急躁神經病

◎**症狀**

· 頭痛，頭重，目眩。

· 感覺嗓子受噎，呼吸困難。

· 小小的刺激便會加快心跳。

· 集中力低下，心思散亂而毫無頭緒。

· 擔心失敗，擔心事故，擔心平靜的生活受到破壞，擔心事情的結果
不好，常有種種不安和恐懼不由自主地湧上心頭。

· 日無寧時，夜不安寢。

· 將心機浪費在無謂的事情之上。

◎**性格類型**

· 往往一是一二是二，過於認真。

· 常常杞人憂天。

· 無論什麼事不幹到底決不罷休，對一點小事也會耿耿於懷。

· 人際關係不佳，容易自我封閉起來，往往容易受他人的言行刺激。

· 在日常生活中容易緊張，精神容易疲勞。

歇斯底里

◎**症狀**

· 發病時，手足麻木，有虛脫感，不能坐立，身體各部分有疼痛感。

· 目眩，耳失聰。

· 喉嚨有被壓感，無食慾。

· 性格突變，喪失部分記憶力，說不出自己的姓名、年齡、住所，無
表情，對周圍景象全無反應。

◎**性格類型**

· 在平常通常是社交型，愛說話，經常在他人面前表現出言行不真實。

· 喜歡打扮，衣著引人注目，虛榮心強。

- 一旦自尊心受到傷害時，或慾望不能得到滿足時，都會出現各種身體症狀。
- 表現出精神上的不成熟，任性，缺乏對慾望的克制能力和處理能力。

精神分裂症

◎症狀

- 無力氣，無情感，無表情。
- 不能獨立生活，一般容易被視為怪人。
- 工作沒有責任感，不與周圍人說話，遠離現實。
- 思路混亂，言詞顛倒，表現出特別的思考障礙，不能自知，常常訴說自己的行動受到他人的操縱，或別人窺探自己的秘密，或別人在背後說自己的壞話等等。
- 感情或行動異常，有突然離家出走的衝動行為和給食物不吃的拒食行為。
- 大叫大嚷、手舞足蹈的異常興奮行為。
- 終日裡呆坐，臥睡，傻立，長時間盯著一個物體等異常行動。
- 現實和想像完全沒有關係。不僅公開說自己是個天才，還認真地把實際上沒有關係的人說成知心朋友，又說自己是秉承神意來到人間拯救人類的，並妄想要創立新宗教。

◎性格類型

- 性格孤獨，討厭與他人接觸，自我封閉，言語極少，即使有，言語也毫無條理。
- 與周圍的人沒有親切感，精神上處於一種隔離狀態。
- 沒有感情上的喜怒哀樂，完全無視一般人所感興趣的東西。
- 呆板地對待工作，不能確切判斷工作的進程。
- 言行冷漠而沒有生氣，沒有個性，缺乏人情味。

躁鬱症

◎症狀

- ·發病時精力充沛，經常處於興奮狀態。
- ·由於無節制的衝動，情緒變化很大，缺乏精神集中力，所以不能把工作持續做到底。
- ·早晨起床很早，一件事剛剛忙了一陣，又開始做別的事情，變化無常。
- ·制定並實行在旁人看來不可能實現的計劃，不久就因為失去興趣而放棄了。
- ·時有突發的大怒、高歌狂舞、大吵大鬧等行為。
- ·說話粗魯，往往不顧及他人，大多是自我中心的話題，言語沒有連貫性。

◎性格類型

- ·毫無緣由地亢奮活躍。
- ·多言多語卻沒有條理。
- ·不知疲倦，總是忙這忙那不肯安頓。
- ·性情浮躁，說做就做，沒有計劃性，好冒險。
- ·對失敗缺乏反省態度，思緒凌亂，不能集中。

憂鬱症

◎症狀

- ·與躁鬱症相反，缺乏活力，無力。
- ·無食慾、性慾。
- ·失眠、便秘、頭痛。
- ·常常心情煩躁，討厭所有事物，自尋煩惱，過分重視失敗，為微小的差錯苦惱不堪。

◎性格類型

- ·沒有熱情，沒有幹勁，悲觀厭世，對未來不抱希望。
- ·對當前工作認真負責。雖然不能像別人那樣迅速處理事情，卻能忠於自己的職守。

- 在人際關係上，樸實，消極，沒有主動性，自卑感強，自認爲能力低、沒有價值，很少與人交往。
- 講究禮儀，感情深篤，遵守信用，誠實，缺乏靈活性。

神經質

◎症狀

- 責任心淡薄。
- 對批評反應強烈，甚至發生暴力行爲。
- 有時酗酒，缺乏理智，揮霍，說謊，時有欺詐行爲。
- 不尊重社會習俗。
- 缺乏同情心。
- 異常興奮。

◎性格類型

與常人衝突，常有顯示自己力量的大膽舉動，傾向於惡意地解釋各種社會現象，以反抗的態度來表現自己。

- 冷酷。
- 懦弱。
- 意志薄弱，易受誘惑。
- 追求享受，缺乏自制力。
- 易怒，自我中心，幼稚。
- 過分自信，虛榮心強。

三、社會適應能力診斷量表

社會適應能力是一個人心理上適應社會生活和社會環境的能力，是衡量一個人成熟程度的標準之一。請大家就下面的情況做出你的選擇。

· **單數號題目**「是」為−2分，「無法肯定」為0分，「不是」為2分
· **雙數號題目**「是」為2分，「無法肯定」為0分，「不是」為−2分

題號	題目	計分
1.	我最怕轉學或轉班，每到一個新的環境，我總要經過很長一段時間才能適應。	
2.	每到一個新的地方，我很容易跟別人親近。	
3.	在陌生人面前，我常感到無話可說，以致感到尷尬。	
4.	我最喜歡學習新的知識或新的學科，它給我一種新鮮感，能調動我的積極性。	
5.	每到一個新的地方，我第一天總是睡不好，就是在家裡，只要換了一張床，有時也會失眠。	
6.	不管生活條件有多大的變化，我也能很快的習慣。	
7.	越是人多的地方，我越感到緊張。	
8.	在正式的比賽和考試時，我的成績多半不會比平時練習差。	
9.	我最怕在班上發言，全班同學都看著我，心都快跳出來了。	
10.	即使有的同學對我有偏見，我還是能跟他交往。	
11.	老師在場的時候，我做事情總有些不自在。	
12.	和同學、家人相處，我很少固執己見，樂於採納別人的看法。	
13.	跟別人爭論時，我常常感到語塞，事後才想起該怎樣反駁對方，可惜已經太遲了。	
14.	我對生活條件要求不高，即使生活條件很艱苦，我也能過的很愉快。	
15.	有時自己明明把課文背得滾瓜爛熟，可在課堂上背的時候，還是會出差錯。	

題號	題目	計分
16.	在決定勝負成敗的關鍵時候，我雖然很緊張，但總能很快的使自己鎮定下來。	
17.	我不喜歡的東西，不管怎麼學也學不會。	
18.	在嘈雜混亂的環境中，我還是能集中精力學習，而且效率較高。	
19.	我不喜歡陌生人來家裡作客，每逢這個時候，我就有意迴避。	
20.	很喜歡參加社交活動，感到這是交朋友的好機會。	
總分		

計分方法

將各題得分相加，得到總分。

判別方法

(1) 35～40分：社會適應能力很強。能很快地適應新的學習、生活環境，與人交往輕鬆、大方。給人的印象較好。

(2) 29～34分：社會適應能力良好。

(3) 17～28分：社會適應能力一般，當進入一個新的環境，經過一段時間的努力，基本上能適應。

(4) 6～16分：社會適應能力較差，依賴於較好的學習、生活環境，一旦遇到困難則容易怨天尤人甚至於消沈。

(5) 5分以下：社會適應能力很差，在各種新環境中，即使經過一段相當長的努力，也不一定能夠適應，與人交往常常感到手足無措。

四、Locke Wollance 婚姻調適測定

　　請您選擇下面一個點，使它能剛剛好描述您目前的婚姻幸福程度。中間的點：幸福。代表大多數人的婚姻幸福度。一端代表在婚姻中非常為幸福。另一端則代表在婚姻中極快樂或幸福。

| （0）　　（2）　　（7）　　（15）　　（20）　　（25）　　（35）分數 |
| 非常不幸福　　　　　　幸福　　　　　　極幸福 |

在下列項目中描述你及你的配偶之間意見一致或不一的程度。請選擇答案。

在每項後的選定的答案欄劃「✓」

項目	總是	幾乎	偶爾	經常	很少	從未
	意見一致～意見不一致					
操持家庭財政	（5）	（4）	（3）	（2）	（1）	（0）
娛樂方面的事	（5）	（4）	（3）	（2）	（1）	（0）
感情的表示	（8）	（6）	（4）	（2）	（1）	（0）
朋友	（5）	（4）	（3）	（2）	（1）	（0）
性生活	（15）	（12）	（9）	（4）	（1）	（0）
習慣性（正確、好、習慣的行為）	（5）	（4）	（3）	（2）	（1）	（0）
人生觀	（5）	（4）	（3）	（2）	（1）	（0）
對待姻親方式	（5）	（4）	（3）	（2）	（1）	（0）
總分累計						

項目	選項	分數
當意見不一致時，其通常導致	A、丈夫讓步	（0）
	B、妻子讓步	（2）
	C、相互讓步而達到意見一致	（10）
你和你的配偶一起從事感興趣的戶外活動嗎？	A、完全一致	（10）
	B、有時	（8）
	C、極少數時間	（3）
	D、沒有	（0）
常會感嘆「假如我沒結婚該有多好！」	A、經常	（0）
	B、偶爾	（3）
	C、極少	（8）
	D、從沒有	（15）
如果你再重新生活一次，你認為你將：	A、與同一個人結婚	（15）
	B、與另一個人結婚	（0）
	C、完全不結婚	（1）
你信任你的配偶嗎？	A、幾乎不	（0）
	B、極少	（2）
	C、在大多數事情上	（10）
	D、在每件事情上	（10）
總分		

注：括弧內為各項選擇的得分。

適用範圍：對所有已婚者的婚姻調適均可用該問卷予以評定。

計分方法：

要求被測者獨立完成問卷。各項答案的評分已在問卷中顯示。問卷的評分範圍為2～158分。

判別方法：

分數愈高，婚姻調適愈好。問卷作者在問卷可信度的研究中發現：婚姻失調組中，評分低於100分者占83%，而在婚姻調適良好組中，評分高於100分者占96%。

五、A型性格問卷

請回答下列問題，符合您的情況的就為「是」，不符合您的情況的就為「否」。

測驗題目	得分 是	得分 否
1.我常常力圖說服別人同意我的觀點。	1	0
2.即使沒有什麼要緊事，我走路也很快。	1	0
3.我經常感到應該做的事情很多，有壓力。	1	0
4.即使是已經決定了的事，別人也很容易使我改變主意。	0	1
5.我常常因為一些事大發脾氣或和人爭吵。	1	0
6.遇到買東西排長隊時我寧願不買。	1	0
7.有些工作根本安排不過來，只是臨時擠時間去做。	1	0
8.我上課或赴約會時，從來不遲到。	1	0
9.當我在做事，誰要是打擾我，不管有意無意我都非常惱火。	1	0
10.我總看不慣那些慢條斯理的人。	1	0
11.有時我簡直忙得透不過氣來。	1	0
12.即使跟別人合作，我也總想單獨完成一些更重要的部分。	1	0
13.有時我真想罵人。	0	1
14.我做事喜歡慢慢來，而且總是思前想後。	0	1
15.排隊買東西，要是有人插隊，我就忍不住指責他或出來干涉。	1	0
16.我覺得自己是一個無憂無慮、逍遙自在的人。	0	1
17.連我自己都覺得，我所操心的事遠遠超過我應該操心的範圍。	1	0
18.無論做什麼事，即使比別人差，我也無所謂。	1	0
19.我總不能像有些人那樣做事迅速。	1	0
20.我從來沒想過要按照自己的想法辦事。	1	0
21.每天的事情都使我的神經高度緊張。	1	0
22.在公園裡賞花，觀魚等，我總是先看完，等著同來的人。	1	0
23.對別人的缺點和毛病，我常常不能寬容。	1	0
24.在我所認識的人裡，個個我都喜歡。	1	0
25.聽到別人發表不正確見解，我總想立即就去糾正他。	1	0
26.無論做什麼事，我都比別人快一些。	1	0

測驗題目	得分	
	是	否
27.當別人對我無禮時，我會立即以牙還牙。	1	0
28.我覺得我有能力把一切事情辦好。	1	0
29.聊天時，我也總是急於說自己的想法，甚至打斷別人的話。	1	0
30.人們認為我是一個相當安靜、沈著的人。	0	1
31.我覺得世界上值得我信任的人實在不多。	1	0
32.對未來我有許多想法，並總想一下子都能實現。	1	0
33.有時我也會說人家的閒話。	0	1
34.儘管時間很寬裕，我吃飯也快。	1	0
35.聽人講話或報告時我常替講話的人著急，我想還不如我來講哩。	1	0
36.即使有人冤枉了我，我也能夠忍受。	1	0
37.我有時會把今天該做的事拖到明天去做。	0	1
38.人們認為我是一個乾脆、俐落、高效率的人。	1	0
39.有人對我或我的工作吹毛求疵時，很容易挫傷我的積極性。	1	0
40.我常常感到時間晚了，可一看錶還早呢。	1	0
41.我覺得我是一個非常敏感的人。	1	0
42.我做事總是匆匆忙忙的，力圖用最少的時間盡量多辦一些的事情。	1	0
43.如果犯有錯誤，我每次都願意承認。	1	0
44.坐公共汽車時，我總覺得司機開車太慢。	1	0
45.無論做什麼事，即使看著別人做不好，我也不想替他做。	1	0
46.我常常為工作沒做完，一天又過去了而感到憂慮。	1	0
47.很多事情如果由我來負責，情況要比現在好得多。	1	0
48.有時我會想到一些壞得說不出口的事。	0	1
49.即使受工作能力和水準很差的人所領導，我也無所謂。	1	0
50.必須等待什麼的時候，我總是心急如焚，「像熱鍋上的螞蟻」。	1	0
51.當事情不順利時我就想放棄，因為我覺得自己能力不夠。	1	0
52.假如我可以不買票白看電影，我可能會這樣做。	0	1
53.別人託我辦的事，只要答應了，我從不拖延。	1	0
54.人們認為我做事很有耐性，幹什麼都不會著急。	0	1
55.約會或乘車、船，我從不遲到，如果對方耽誤了，我就惱火。	1	0

測驗題目	得分	
	是	否
57.許多事本來可以大家分擔,可我喜歡一個人去幹。	1	0
58.我覺得別人對我的話理解太慢,甚至理解不了我的意思似的。	1	0
59.人家說我是個暴躁的人	1	0
60.我常常比較容易看到別人的缺點而不容易看到別人的優點。	1	0

計分方法

這一量表包括有60個題目,可分別歸入三部分:

· 「L」有10題,為真實性的校正,即測謊題。若L分過高(≧7分)則問卷無效。

· 扣除掉「L」部份,其餘的題目表示時間匆忙感,時間緊迫感、做事快、爭強好辯、懷有戒心或敵意缺乏耐性等待。

· 將除去「L」部份之後其他題的得分相加。(扣掉L的8、13、20、24、33、37、43、48、52、56題)

判別方法

A型行為類型的評定是根據「L」之外的得分多少計算的,以常人得分的平均分數(27分)為極端中間型,36分以上為A型,18分以下為B型。

六、憂鬱自評問卷
（Beck Depression Inventory, BDI）

由美國著名心理學家A.T.Beck編製於60年代，是美國最早的抑鬱自評量表之一。該量表主要評定此時此刻的情況。它有13項，各項症狀分別爲：(1)抑鬱 (2)悲觀 (3)失敗感 (4)滿意感缺乏 (5)自罪感 (6)自我失望感 (7)消極傾向 (8)社交退縮 (9)猶豫不決 (10)自我形象改變 (11)工作困難 (12)疲乏感 (13)食慾喪失。

量表中，無該項症狀計0分；輕度計1分；中度計2分；嚴重計3分。

測驗題目		計分
1.我不感到憂鬱	(1)我感到憂鬱或沮喪。	
	(2)我整天憂鬱，無法擺脫。	
	(3)我十分憂鬱，已經忍受不住。	
2.我對未來並不悲觀失望	(1)我感到前途不太樂觀。	
	(2)我感到我對前途不抱希望。	
	(3)我感到今後毫無希望，不可能有所好轉。	
3.我並無失敗的感覺	(1)我覺得和大多數人相比我是失敗的。	
	(2)回顧我的一生，我覺得那是一連串的失敗。	
	(3)我覺得我是個徹底失敗的人。	
4.我並不覺得有什麼不滿意	(1)我覺得我不能像平時那樣享受生活。	
	(2)任何事情都不能使我感到滿意一些。	
	(3)我對所有的事情都不滿意。	
5.我沒有特殊的內疚感	(1)我有時感到內疚或覺得自己沒價值。	
	(2)我感到非常內疚。	
	(3)我覺得自己非常壞，一錢不值。	
6.我沒有對自己感到失望	(1)我對自己感到失望。	
	(2)我討厭自己。	
	(3)我憎恨自己。	

測驗題目		計分
7.我沒有要傷害自己的想法	（1）我感到還是死掉的好。	
	（2）我考慮過自殺。	
	（3）如果有機會，我還會殺了自己。	
8.我沒失去和他人交往的興趣	（1）和平時相比，我和他人交往的興趣有所減退。	
	（2）我已失去大部分和人交往的興趣，我對他們沒有感情。	
	（3）我對他人全無興趣，也完全不理睬別人。	
9.我能像平時一樣做出決斷	（1）我嘗試避免做決定。	
	（2）對我而言，做出決斷十分困難。	
	（3）我無法做出任何決斷。	
10.我覺得我的形象一點也不比過去糟	（1）我擔心我看起來老了，不吸引人了。	
	（2）我覺得我的外表肯定變了，變得不具吸引力。	
	（3）我感到我的形象醜陋且討人厭。	
11.我能像平時那樣工作	（1）我做事時，要花額外的努力才能開始。	
	（2）我必須努力強迫自己，方能做事。	
	（3）我完全不能做事情。	
12.和以往相比，我並不容易疲倦	（1）我比過去容易覺得疲乏。	
	（2）我做任何事都感到疲乏。太易疲乏了，不能做任何事。	
13.我的胃口不比過去差	（1）我的胃口沒有過去那樣好。	
	（2）現在我的胃口比過去差多了。	
	（3）我一點食慾都沒有。	

計分方法

將各題得分相加，得到總分。

判別方法

我們可以用總分來區分憂鬱症狀的情況：

(1)0～4分爲基本上沒有憂鬱症狀。

(2)5～7分爲輕度。

(3)8～15分爲中度。

(4)16分以上爲嚴重。

七、焦慮自評量表
（Self—Rating Anxiety Scale, SAS）

　　SAS是由Zung在1971年編製。SAS的主要評定依據爲專案所定義的症狀出現的頻度，分4級。根據您最近一星期的情形填寫。

焦慮自評量表（SAS）	沒有或很少	有時	常常	大部分或全部時間
1.我覺得比平常容易緊張和著急。				
2.我無緣無故地感到害怕。				
3.我容易心裡煩亂或覺得驚恐。				
4.我覺得我可能將要發瘋。				
5.我覺得一切都好，也不會發生什麼不幸。				
6.我手腳發抖打顫。				
7.我因為頭痛、頭頸痛和背痛而苦惱。				
8.我感覺容易衰弱和疲乏。				
9.我感覺心平氣和，並且容易安靜坐著。				
10.我覺得心跳得很快。				
11.我因為陣陣頭暈而苦惱。				
12.我有暈倒發作，或覺得要暈倒似的。				
13.我吸氣呼氣都感到很容易。				
14.我的手腳麻木或刺痛。				
15.我因為胃痛和消化不良而苦惱。				
16.我常常要小便。				
17.我的手常常是乾燥溫暖的。				
18.我臉紅發熱。				
19.我容易入睡並且一夜睡得很好。				
20.我做惡夢。				

計分方法

除了反向評分題（5、9、13、17、19題）評分為4、3、2、1。其他題依時間的多→少計分為1、2、3、4。將各題得分相加，得到總分。

判別方法

有專家對中國正常研究結果顯示，正評題15項單分均值為1.29±0.98；反向題5個專案均分為2.08±1.71，20項總積分均值為29.78±10.07。總積分的正常上限為40分，標準總分為50分。

八、情境性考試焦慮診斷量表

下面題目中有3個備選答案，請你根據自己的實際情況做出選擇。「經常」得1分，「偶爾」得0分，「很少」得–1。

測驗題目	經常	偶爾	很少
1.考試緊張是在考試1、2天之前開始的。			
2.你是不是經常一進考場心裡就怦怦跳，安不下心來。			
3.你是不是在考試做答過程中經常寫錯語句，而不得不重來。			
4.儘管老師或其他人給過你考前的安慰，但你是不是經常覺得一進考場，這種安慰對消除你的緊張和焦慮幾乎毫無作用。			
5.你是不是覺得一到實際的考試，尤其是關鍵性的考試，你的智力與腦力經常不如平常？			
6.在做答過程中，你是不是經常覺得手在顫抖，字跡潦草，卷面很不整潔？			
7.要是老師或監考人在你的身邊觀看，則你是不是經常感到無比的恐慌，無法順利做答？			
8.你是否一到考試總感到精神不集中，以致看不到卷子中有關做答方面的重要的規則？			
9.你有沒有在考試中經常抱怨自己或老師？			
10.平時考試成績尚可，但遇到重要考試成績不理想？			

計分方法
將各題得分相加，得到總分。

判別方法
得分越高則狀態焦慮越嚴重。

九、社交恐懼症自測表

測驗題目	從不或很少如此（1分）	有時如此（2分）	經常如此（3分）	總是如此（4分）
1. 我怕在重要人物面前講話。				
2. 在人面前臉紅使我很難受。				
3. 聚會及一些社交活動讓我害怕。				
4. 我常迴避和我不認識的人進行交談。				
5. 讓別人議論是我不願的事情。				
6. 我迴避任何以我為中心的事情。				
7. 我害怕當眾講話。				
8. 我不能在別人注目下做事。				
9. 看見陌生人我就不由自主的發抖、心慌。				
10. 我夢見和別人交談時出醜的窘樣。				

計分方法

將各題得分相加，得到總分。

判別方法

(1) 1～9分：放心好了，你沒患社交恐懼症。

(2) 10～24分：你已經有了輕度症狀，照此發展下去可能會不妙。

(3) 25～35分：你已經處在社交恐懼症中度患者的邊緣，如有時間一定要到醫院求助精神科醫生。

(4) 36～40分：很不幸，你已經是名嚴重的社交恐懼症患者了，快去求助精神科醫生，他會幫你擺脫困境的。

十、孤獨量表

下面是人們的一些感受，請您根據自己的感受在適合的位置打勾。根據您的回答將每題的得分相加，「從不」爲1分，「很少」爲2分，「有時」爲3分，「一直」爲4分。

測驗題目	從不	很少	有時	一直
1.你常感到和周圍的人關係和諧嗎？				
2.你常感到沒有人可以信賴嗎？				
3.你常感到缺乏夥伴嗎？				
4.你常感到寂寞嗎？				
5.你常感到屬於朋友中的一員嗎？				
6.你常感到和周圍的人有很多的共同點嗎？				
7.你常感到和任何人都不親密嗎？				
8.你常感到你的興趣和想法和周圍的人都不一樣嗎？				
9.你常感到想與人來往，交朋友嗎？				
10.你常感到與人親近嗎？				
11.你常感到被人冷落嗎？				
12.你常感到你與別人來往毫無意義嗎？				
13.你常感到沒人很了解你嗎？				
14.你常感到與別人隔開了嗎？				
15.你常感到當你願意時就能找到夥伴嗎？				

計分方法
將各題得分相加，得到總分。

判別方法
若總分在7分以上，你是個孤獨者。

十一、Bech—Rafaelsen躁狂量表（BRMS）

BRMS中，各專案採用0～4分的5級評分法。各級的標準爲：（0）無該項症狀或與患者正常時的水平相仿；（1）症狀輕微；（2）中度症狀；（3）症狀明顯；（4）症狀嚴重。

動作	（1）動作稍多表情活躍。
	（2）動作多，姿勢活躍。
	（3）動作極多，會談時曾起立活動。
	（4）動個不停，雖予勸說仍坐不安寧。
言語	（1）話較多。
	（2）話多，幾天自動停頓。
	（3）很難打斷。
	（4）無法打斷。
意念飄忽	（1）描述、修飾或解釋的詞句過多。
	（2）內容稍散漫或離題，有意聯、音聯或雙關語。
	（3）思維散漫無序。
	（4）思維不連貫，內容無法理解。
言語/喧鬧程度	（1）說話聲音高。
	（2）大聲說話，隔開一段距離仍能聽到。
	（3）語音極高，夾帶歌聲或噪音。
	（4）呼喊或尖叫。
敵意/破壞行為	（1）稍急躁或易激惹，能控制。
	（2）明顯急躁，易激惹或易怒。
	（3）有威脅性行為，但能被安撫。
	（4）狂暴，衝動和破壞行為。
情緒	（1）略高漲，樂觀。
	（2）高漲，愛開玩笑，易笑。
	（3）明顯高漲，洋洋自得。
	（4）極高漲，和環境不協調。

自我評價	（1）略高。	
	（2）高，常自詡自誇。	
	（3）有不合實際的誇大觀念。	
	（4）有難以糾正的誇大妄想。	
接觸	（1）稍有愛管閒事或指手劃腳傾向。	
	（2）愛管閒事，如爭辯。	
	（3）愛發號施令，指揮他人。	
	（4）專橫，與環境不協調。	
睡眠	（1）睡眠時間減少25%。	
	（2）睡眠時間減少50%。	
	（3）睡眠時間減少75%。	
	（4）整夜不眠。	
性慾	（1）性慾稍增強，有些輕浮言行。	
	（2）性慾增強，有明顯輕浮言行。	
	（3）性慾顯著增強，有嚴重調戲異性，或賣弄風情等言行。	
	（4）整日專注於性活動。	
工作：初次評分時	（1）工作質量略有下降。	
	（2）工作質量明顯下降，工作時間爭吵。	
	（3）無法繼續工作，或在醫院內尚能參加活動數小時。	
	（4）日常活動不能自理，或不能參加病房活動。	

Bech~Rafaelsen躁狂量表（BRMS）						
圈出最適合病人情況的分數						
1.動作	0	1	2	3	4	
2.言語	0	1	2	3	4	
3.意念飄忽	0	1	2	3	4	
4.語音/喧鬧程度	0	1	2	3	4	
5.敵意/破壞行為	0	1	2	3	4	
6.情緒	0	1	2	3	4	
7.自我批評	0	1	2	3	4	
8.接觸	0	1	2	3	4	
9.睡眠	0	1	2	3	4	
10.性慾	0	1	2	3	4	
11.工作　初評	0	1	2	3	4	
每週評	0	1	2	3	4	
總分：	0	1	2	3	4	
新加專案	0	1	2	3	4	
X1幻覺	0	1	2	3	4	
X2妄想	0	1	2	3	4	
備註：　　　　　　　總分□□						

NOTE

在應用該問卷進行評定時應該注意以下方面：

（1）評定員應由經量表訓練的醫師擔任。

（2）一次評定約需20分鐘左右。

（1）評定的時間範圍：第一次評病人前一週的狀況，下次評定為
　　2～6週的狀況。

（4）適用於躁鬱症的躁狂相或分裂情感性精神病的躁狂狀態成年患者。

（5）一般採用會談與觀察的方式，有的還需向家屬或病房工作人員詢問完
　　成評定。

計分方法

BRMS中，各專案採用0～4分的5級評分法。

各級的標準爲：

· 0：無該項症狀或與患者正常時的水平相仿。

· 1：症狀輕微。

· 2：中度症狀。

· 3：症狀明顯。

· 4：症狀嚴重。

判別方法

主要統計指標爲總分。0～5分爲無明顯躁狂症狀；6～10分爲有肯定躁狂症狀，22分以上爲嚴重躁狂症狀；總分反映疾病嚴重性，總分越高，病情越重，治病前前後總分值的變化反映療效的好壞，差值越大療效越好。

十二、Russell吸煙原因問卷

Russell吸煙原因問卷是英國倫敦大學Russell醫生於1974年編制，有24個條目，分別有八個子量表：心理意象、手口活動、享樂、鎮靜、刺激、癮、自動和輔助量表。現在我們對這八個子量表的意義進行解釋：

1. **心理意象：**高分者常見於剛吸煙的青少年，他們將吸煙做爲男子漢的標誌，能夠表現自己的老練和成熟，有6、19、23題。

2. **口手活動：**高分者常常覺得吸煙是爲了手中有一個東西，有5、10、20題。

3. **享樂：**高分者認爲吸煙能讓自己更加舒服一點，有3、4、16題：

4. **鎮靜：**高分者覺得吸煙能夠減輕緊張和焦慮的情緒，有7、12、24題。

5. **刺激：**高分者將吸煙做爲提高大腦興奮的手段，常在疲勞是做腦力勞動時吸煙，有8、13、17題。

6. **癮：**高分者表示對尼古丁產生了依賴，對吸煙有一種渴求，11、18、20題。

7. **自動：**高分者表示將吸煙做爲一種下意識的自動活動，不知不覺就把煙點上了有2、9、15題。

8. **輔助量表：**有1、14、21題。

Russell 吸煙原因問卷

下面是關於吸煙原因的一些問題，請根據您的實際情況，在適合的位子上打勾。根據您的回答將各題得分相加，「沒有」為0分；「有」為1分；「有時」為2分；「經常」為3分。

測驗題目	沒有	有	有時	經常
1.我一會兒不抽煙，煙癮就會發。				
2.有時一根煙沒有抽完，不知不覺又點上了一支。				
3.我常在休息時抽煙。				
4.無論何時何地吸煙都覺得舒暢。				
5.手裡夾根煙也是吸煙的樂趣之一。				
6.我覺得吸煙挺有風度的。				
7.當出現令人煩惱的事情時，我吸的煙就比較多。				
8.對我而言，吸煙能提高情緒，使思維敏捷。				
9.有時意識不到自己正在吸煙。				
10.不吸煙時，總覺得手裡少了什麼東西。				
11.當手頭沒有煙時，我有一種難以忍受之感，一定要弄到煙才罷休。				
12.當我悶悶不樂時，就抽得多些。				
13.吸煙能幫助我消除疲勞。				
14.我發現要做到一個小時不吸煙是很難的。				
15.我常常不知不覺就把煙點上了。				
16.我在心情舒暢和悠閒時最想抽煙。				
17.吸煙能幫助我思考和集中注意力。				
18.哪怕一會不抽煙，我都難受。				
19.吸煙時我覺得自己顯得更成熟老練。				
20.當我在不吸煙時就老想關於吸煙這件事。				
21.要我一週不吸煙很難做到。				
22.我吸煙常常是為了嘴裡有一樣東西。				

測驗題目	沒有	有	有時	經常
23.吸煙能吸引異性。				
24.我在發火時就要抽煙。				

計分方法

將各題得分，相加得到總分。

判別方法

判別酒精依賴度的成分是癮、自動和輔量表，將它們的分數加起來超過6分的可能有依賴，超過20分的依賴程度較重。

十三、酒精依賴篩查量表（MAST）

MAST其主要用途是在人群中篩選出可能有酒精依賴問題的物件，常用於流行病學調查。

密西根酒精依賴調查表（MAST）

測驗題目	是	否
0.你經常愛飲酒嗎？		
1.你的酒量與多數人一樣或更少嗎？		
2.你曾有隔天晚上喝酒，次晨醒來想不起隔晚經歷的一部分事情嗎？		
3.你的配偶、父母或其他近親曾對你飲酒感到擔心或抱怨嗎？		
4.當喝了1～2杯酒後，你能不費力地控制不再喝了。		
5.你曾對飲酒感到內疚嗎？		
6.你的親友認為你飲酒和一般人的習慣差不多嗎？		
7.當你打算不喝酒了的時候，你可以做到嗎？		
8.你參加過戒酒的活動嗎？		
9.你曾在飲酒後與人鬥毆嗎？		
10.你曾因飲酒的問題與配偶、父母或其他近親產生矛盾嗎？		
11.你的配偶（或其他家庭成員）曾為你飲酒的事而求助嗎？		
12.你曾因飲酒而導致與好友分手嗎？		
13.你曾因飲酒而在工作、學習上出問題嗎？		
14.你曾因飲酒被解雇嗎？		
15.你曾連續兩天以上一直飲酒，而耽誤責任，丟去工作或置家庭不顧嗎？		
16.你經常在上午飲酒嗎？		
17.醫生曾說你的肝臟有問題或有肝硬化嗎？		
*18.在大量飲酒後，你曾出現震顫或聽到實際上不存在的聲音或看到實際上不存在的東西嗎？		
19.你曾因為飲酒引起的問題去求助他人嗎？		

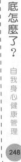

測驗題目	是	否
20.你曾因為飲酒引起的問題而住院嗎?		
21.你曾因為飲酒引起的問題而在精神病院或綜合醫院精神科住院嗎?		
22.你曾因部分原因是飲酒導致的情緒問題而求助於精神科、其他科醫生,社會工作者,心理諮詢人員嗎?		
*23.你曾因飲酒後或醉後駕車而被拘留嗎?(如有過,共幾次　　　)		
*24.你曾因為其他的飲酒行為而被拘留幾小時以上嗎?(如有過,共幾次　　　)		

計分方法

MAST為自評問卷。它包括25條,需要受檢者根據實際情況就「是」或「否」進行回答。

（1）選項0「你經常愛喝酒嗎?」可做為篩選題,即只有肯定回答者方需填寫本表的以下內容。

（2）將各題得分相加。18為曾有震顫妄想者,記5分;僅有震顫或幻視者,記2分;23、24,按因酒後駕車和醉酒行為被拘留的次數計,每次2分。

判別方法

總分≧5,顯示有酒精依賴;總分為「4」,可能或可疑的案件;總分≦3可視為尚無問題。

十四、匹茲堡睡眠質量指數（PSQI）

下面一些問題是關於您最近1個月的睡眠狀況，請選擇或填寫最符合您近1個月實際情況的答案。請回答下列問題！

1.近1個月，晚上上床睡覺通常是　點鐘。

2.近1個月，從上床到入睡通常需要　分鐘。

3.近1個月，通常早上　點起床。

4.近1個月，每夜通常實際睡眠　小時（不等於臥床時間）。

對下列問題請選擇1個最適合您的答案。

5.近一個月，因下列情況影響睡眠而煩惱	a.入睡困難（30分鐘內不能入睡）	（1）無
		（2）<1次/週
		（3）1~2次/週
		（4）≧3次/週
	b.夜間易醒或早醒	（1）無
		（2）<1次/週
		（3）1~2次/週
		（4）≧3次/週
	c.夜間去廁所	（1）無
		（2）<1次/週
		（3）1~2次/週
		（4）≧3次/週
	d.呼吸不暢	（1）無
		（2）<1次/週
		（3）1~2次/週
		（4）≧3次/週
	e.咳嗽或鼾聲高	（1）無
		（2）<1次/週
		（3）1~2次/週
		（4）≧3次/週

5. 近 一 個 月 ， 因 下 列 情 況 影 響 睡 眠 而 煩 惱	f.感覺冷	（1）無
		（2）<1次/週
		（3）1~2次/週
		（4）≧3次/週
	g.感覺熱	（1）無
		（2）<1次/週
		（3）1~2次/週
		（4）≧3次/週
	h.做惡夢	（1）無
		（2）<1次/週
		（3）1~2次/週
		（4）≧3次/週
	i.疼痛不適	（1）無
		（2）<1次/週
		（3）1~2次/週
		（4）≧3次/週
	j.其他影響睡眠 的事情（如有， 請說明）	（1）無
		（2）<1次/週
		（3）1~2次/週
		（4）≧3次/週
		其他

	（1）	（2）	（3）	（4）
6.近1個月，整體而言，您認 為自己的睡眠質量	很好	較好	較差	很差
7.近1個月，您用藥物催眠 的情況	無	<1次/週	1~2次/週	≧3次/週
8.近1個月，您常感到困倦嗎	無	<1次/週	1~2次/週	≧3次/週
9.近1個月，您做事情的精力 不足嗎	沒有	偶爾有	有時有	經常有

計分方法：

◎（一）睡眠質量

根據條目6計分：

- ・「很好」計0分。
- ・「較好」計1分。
- ・「較差」計2分。
- ・「很差」計3分。

◎（二）入睡時間

（1）根據條目2計分：

- ・「≦15分」計0分。
- ・「16～30分」計1分。
- ・「31～60分」計2分。
- ・「＞60分」計3分。

（2）根據條目5a計分：

- ・「無」計0分。
- ・「<1次/週」計1分。
- ・「1～2次/週」計2分。
- ・「≧3次/週」計3分。

（3）累計條目2和5a的計分，

- ・若加分為「0」計0分。
- ・「1～2」計1分。
- ・「3～4」計2分。
- ・「5～6」計3分，即為成份II得分。

◎（三）睡眠時間

根據條目4的應答計分：

- ・「＞7小時」計0分。
- ・「6～7小時」計1分。
- ・「5～6小時」計2分。
- ・「<5小時」計3分。

◎（四）睡眠效率

(1)床上時間=起床時間（條目3）/上床時間（條目1）。

(2)睡眠效率=睡眠時間（條目4）/床上時間×100%。

(3)成份IV計分爲睡眠效率>85%計0分。

· 「75～84%」計1分。

· 「65～74%」計2分。

· 「<65」計3分。

◎（五）睡眠障礙（Sleep Disturbance）

(1)根據條目5b至5j計分。

· 「無」計0分。

· 「<1次/週」計1分。

· 「1～2次/週」計2分。

· 「≧3次/週」計3分。

(2)將5b～5j的得分相加，若積分爲「0」，項目（五）之得分爲0；

· 「1～9」得1分。

· 「10～18」得2分。

· 「19～27」得3分。

◎（六）催眠藥物

根據條目7計分：

· 「無」計0分。

· 「<1次/週」計1分。

· 「1～2次/週」計2分。

· 「≧3次/週」計3分。

◎（七）日間功能障礙

(1)根據條目8計分

· 「無」計0分。

· 「<1次/週」計1分。

· 「1～2次/週」計2分。

· 「≧3次/週」計3分。

（2）根據條目9計分
  ・「沒有」計0分。
  ・「偶爾有」計1分。
  ・「有時有」計2分。
  ・「經常有」計3分。
將條目8和9的得分相加，若總積分為「0」則（七）之得分為0；「1～2」得1分；「3～4」得2分；「5～6」得3分。

◎PSQI總分
將一～七項目的得分相加。

參考文獻

1. 王大鵬（譯）（2001）。埃裡希·弗羅姆著。北京：國際文化出版公司，頁168。

2. 王滔、陳建文（2003），論自我與焦慮的關係——兼評西方的幾種自我理論和焦慮觀，**重慶教育學院學報**，1。

3. 《心理衛生評定量表手冊》（中國心理衛生雜誌社，1999年12月）。

4. 《心理衛生評定量表手冊增訂版》（中國心理衛生雜誌社，1999年12月）。

5. 左玲俊、羅星光，《憂鬱症的防治》（復旦大學出版社，2001年8月）。

6. 任傲霜，《突破亞健康》（西苑出版社，2001年9月）。

7. 李林仙、黃希庭（1995），試論反應性抑鬱形成的心理過程，**應用心理學**，2。

8. 汪紅燁、沈潘豔（2002）。不良生活方式對心理健康的影響。**西南民族學院學報**，23。

9. 汪道之，《心理諮詢》（中國商業出版社，2002年1月）。

10. 周朗（譯）（2000）。阿爾弗雷德·阿德勒著。**生命對你意味著什麼**，北京：國際文化出版公司，頁1～2。

11. 周萍，內經—人格心理學思想研究，《心理學探新論叢》，（南京：南京師範大學出版社2001），頁112～121。

12. 邱炳武、王極盛（2000），抑鬱研究中的素質壓力理論述評。**心理科學**，3。

12. 施承孫、宮宇軒（譯）（2000）。Kennerley.H著，中國輕工業。

14. 孫欣、張秀梅（2002），亞健康：被流放的職業病，**法律與生活**，7。

15. 宮宇軒、施承孫等（譯）（2000）。Gilbert，P.著。**走出抑鬱**，中國輕工業。

16. 徐光興（主編），《學校心理諮詢優秀案例集》（上海：上海教育出版社，2000），頁103。

17. 馬志敏（譯）（2000）。鮑爾等著。**改善睡眠：從今晚開始**，新華。

18. 高德敏，《活到老還要活得好——老年人生策劃》，（北京：新華出版社，2000），頁135～139。

19. 張典齊，《心理疾病面面觀》（華文出版社，2001年1月）。

20. 張明園，《精神科評定量表手冊》（湖南科學技術出版社，1998年4月）。

21. 張國鈞、張新芬，《青年六大心理障礙——孤獨、自卑、依賴、焦慮、抑鬱、嫉妒》（中國青年出版社，1993年5月）。

22. 張劍（編）（2003），《測測你是否在亞健康狀態》，**科技成果縱橫**，1。

23. 祥貴，《崇拜心理學》（北京：大眾文藝出版社，2001），頁265。

24. 船井幸雄，《度過高質量人生的4條定理》，（知識出版社，1999年1月）。

25. 許波（2001）。人本主義健康人格和儒家理想人格的比較研究。**心理學探新**，1。許金聲，《活出最佳狀態——自我實現》，（北京：新華出版社，1999），頁6。

26. 陳小建（2000），簡論焦慮心理與調適方式，**江西社會科學**，10。

27. 陳永國、汪民安等（譯）（2001）。安東尼吉登斯著。親密關係——**現代社會中的性、愛和愛欲**，北京：社會科學文獻出版社，頁116～122。

28. 陳海春（2003），亞健康、生活方式與運動健身關係的探討，**福建體育科技**，2。

29. 陳國慶（主編），《菜根譚》（合肥：安徽人民出版社，2001），頁220。

30. 曾鵬（譯）（2001）。貝谷久宣著。**如何克服焦慮症、恐懼症**，中國紡織。

31. 劉學周、單新泉，《健康新概念——科學保健300問》（中原農民出版社，2002年1月）。

32. 黃鐸香，《心理社會因素與身心疾病》（1998），**新醫學**，頁456。

33. 葉浩生（主編），《西方心理學的歷史與體系》（北京：人民教育出版社，1998），頁372～375。

34. 齊力（2002），焦慮及其應對策略，**北京農學院學報**，3。

35. 鄭日昌，《大學生心理診斷》（山東教育出版社，1996年1版）。

36. 盧家楣、魏慶安、李其維，《心理學——基礎理論及其教育應用》（上海：上海人民出版社，1998），頁580。

37. 龔耀先，《心理評估》（高等教育出版社，2003年4月）。

38. http：//life.sohu.com/upload/topic/jiaolv/index.html

39. http：//rrjk.org.cn/index.html

40. http：//www.999.com.cn/public/mentalworld

41. http：//www.em800.com/m/ca7986.htm

42. http：//www.em800.com/n/ca14332.htm

43. http：//www.sxhpc.com/show.asp

44. http：//www.sznews.com/n/ca249189.htm

45. http：//www.xlzx.com/shjkj/index.htm

Part 2

參考文獻

NOTE

筆記 NOTE

我到底怎麼了？

自我身心健康管理

261

NOTE

NOTE

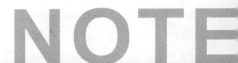

我到底怎麼了？

自我身心健康管理

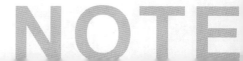

筆記
NOTE

我到底怎麼了？

自我身心健康管理

266

NOTE

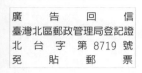

106-□□
台北市新生南路3段88號5樓之6

揚智文化事業股份有限公司　　收

□□□-□□

地址：　　　市縣　　鄉鎮市區　　路街　段　巷　弄　號　樓

姓名：

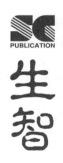

生智

 書號 D9128　　　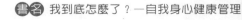 書名 我到底怎麼了？—自我身心健康管理

生智 文化事業有限公司

生智

讀・者・回・函

感謝您購買本公司出版的書籍。
爲了更接近讀者的想法，出版您想閱讀的書籍，在此需要勞駕您詳細爲我們填寫回函，您的一份心力，將使我們更加努力！！

1.姓名：＿＿＿＿＿＿＿

2.性別：□男 □女

3.生日／年齡：西元＿＿＿＿ 年＿＿＿月 ＿＿＿ 日＿＿＿歲

4.教育程度：□高中職以下 □專科及大學 □碩士 □博士以上

5.職業別：□學生□服務業□軍警□公教□資訊□傳播□金融□貿易
　　　　　□製造生產□家管□其他＿＿＿＿＿＿

6.購書方式／地點名稱：□書店＿＿＿＿□量販店＿＿＿＿□網路＿＿＿＿□郵購＿＿＿
　　　　　　　　　　　□書展＿＿＿＿＿□其他＿＿＿＿

7.如何得知此出版訊息：□媒體＿＿＿＿□書訊＿＿＿＿□書店＿＿＿＿□其他＿＿＿＿＿

8.購買原因：□喜歡作者□對書籍內容感興趣□生活或工作需要□其他

9.書籍編排：□專業水準□賞心悅目□設計普通□有待加強

10.書籍封面：□非常出色□平凡普通□毫不起眼

11. E—mail：＿＿＿＿＿＿＿＿＿＿＿＿＿＿＿＿＿＿＿＿＿＿＿＿

12喜歡哪一類型的書籍：＿＿＿＿＿＿＿＿＿＿＿＿＿＿＿＿＿＿＿＿

13.月收入：□兩萬到三萬□三到四萬□四到五萬□五萬以上□十萬以上

14.您認為本書定價：□過高□適當□便宜

15.希望本公司出版哪方面的書籍：＿＿＿＿＿＿＿＿＿＿＿＿＿＿＿＿＿

16.本公司企劃的書籍分類裡，有哪些書系是您感到興趣的？

□忘憂草（身心靈）□愛麗絲（流行時尚）□紫薇（愛情）□三色堇（財經）

□ 銀杏（健康）□風信子（旅遊文學）□向日葵（青少年）

17.您的寶貴意見：＿＿＿＿＿＿＿＿＿＿＿＿＿＿＿＿＿＿＿＿＿＿＿＿
＿＿＿＿＿＿＿＿＿＿＿＿＿＿＿＿＿＿＿＿＿＿＿＿＿＿＿＿＿＿＿＿＿

☆填寫完畢後，可直接寄回（免貼郵票）。
　我們將不定期寄發新書資訊，並優先通知您
　其他優惠活動，再次感謝您！！